AF327890

OBSERVATIONS

ET RÉFLEXIONS

SUR LA COLIQUE

DE POITOU

OU

DES PEINTRES.

PREMIERE PARTIE.

OBSERVATIONS
ET RÉFLEXIONS
SUR LA COLIQUE
DE POITOU

OU

DES PEINTRES;

Où l'on examine & l'on tâche d'éclaircir l'histoire, la théorie & le traitement de cette maladie.

PREMIERE PARTIE.

Contenant l'histoire & l'explication d'une Colique métallique singuliere.

Par M. COMBALUSIER, *Docteur-Régent & Ancien Professeur de Pharmacie de la Faculté de Médecine en l'Université de Paris, & Médecin de celle de Montpellier.*

A PARIS,

Chez DE BURE l'aîné, Quai des Augustins, du côté du Pont S. Michel, à S. Paul.

M. DCC. LXI.

Avec Approbation & Privilége du Roi.

AVANT-PROPOS.

L'EXPÉRIENCE , cette maîtresse souveraine dans l'ordre physique comme dans le moral, doit surtout exercer un empire particulier en Médecine. Elle seule en posa les premiers fondements : on ne raisonna qu'après avoir observé , & ce ne fut qu'après avoir multiplié les épreuves , qu'après avoir constaté, recueilli & réduit en corps un grand nombre de faits,

La Médecine doit s'accroître par l'expérience, d'où elle est née.

I. Partie. a iij

qu'on vit élever l'important
édifice de l'Art qui veille
sur nos jours. Les Sciences
sont comme les différents
êtres qui composent cet
Univers. Le principe qni
leur donna l'existence & la
première forme, est le même qui doit les perpétuer,
les aggrandir & les conduire à leur perfection.

Caractère des bonnes observations en Médecine.

IL n'est donc rien de plus
précieux en Médecine, que
les observations : mais, pour
mériter cette prééminence,
il faut que la raison les éclaire toujours ; qu'elles soient

faites avec autant de difcer-
nement & de juftefle que
de fidélité ; qu'en évitant
l'obfcurité également attachée à la prolixité & à la
précifion trop recherchée,
elles expofent clairement
toutes les circonftances effen-
tielles & intéreffantes ; &
qu'elles foient furtout pefées
appréciées , & fixées dans
leur claffe par un efprit droit,
impartial & lumineux.

IL réfulte de ces vérités
inconteftables, que le Médecin qui a le plus vû &
le mieux vû, doit être le

La théorie
feule ne peut
remplacer
l'expérience.
Obftacles qui
empêchent de
bien voir en
Médecine.

plus habile & le plus digne
de la confiance du public;
que l'étude des régles de
l'art & de tout le travail
qui nous a précédé, quel-
que indispensable qu'elle
soit, ne peut jamais suppléer
qu'imparfaitement au man-
que d'usage; qu'enfin, le défaut de cette maturité, qui
ne s'acquiert que par un
long exercice, la précipi-
tation inséparable d'une pratique trop hâtive & tumul-
tueuse, une certaine infle-
xibilité d'esprit & de caractère, la présomption &
l'habitude de ramener tout

à un seul point d'examen, ou à une cause unique, sont de très-grands obstacles pour bien voir en Médecine.

CE sont cependant (je ne crains pas de le dire) Idée erronée & absurde sur la Médecine. des moyens presque sûrs, pour y acquérir de la réputation ; depuis qu'il a plû d'asservir une profession si grave & si essentielle sous le joug ridicule & dangereux de la singularité & de la frivolité. Ce projet insensé est dû à un certain monde inconsidéré, malheureusement trop accrédité & trop nombreux , qui traite les objets de la plus grande utilité avec la même légereté que les matieres de pur agrément ; qui se fait un jeu de renverser les idées universellement reçues ; qui abolit d'une main téméraire , le culte légitime qu'on rendoit encore , il y a peu de tems , à la pratique consommée , pour le transporter à la théorie la moins exercée ; & qui s'efforce d'entraîner la multitude dans ses erreurs.

Avis des gens sensés sur cette idée.

HEUREUSEMENT pour l'humanité, la séduction n'est

point encore générale. Il eſt
un certain ordre de Ci-
toyens ſenſés, qui réclament
conſtamment les droits de
la ſaine raiſon ; qui ne ju-
gent que mûrement du grand
art dévoué à la conſervation
des hommes, & ne le con-
fondent point avec tout ce
que le caprice peut s'aſſujet-
tir ſans danger ; qui accor-
dent leur eſtime à ces ſyſ-
têmes généraux, dont la régularité embraſſe & éclaire
toutes les branches de cette
ſcience, & la refuſent à ces
petites hypothèſes empha-
tiques & iſolées, qui ne por-

tent que sur un objet; qui enfin croyent devoir leurs premiers hommages à l'expérience & à la sagesse instruites par principe & par habitude, à tout évaluer avec le même soin, & le seul intérêt de la vérité.

Importance des observations sur la Colique de Poitou. Plan de cet Ouvrage.

DES Lecteurs de ce genre sentiront toujours l'importance des observations Médicinales, surtout quand elles ont pour objet les maux les plus douloureux & les plus funestes. Telle est cette espéce de Colique, connue sous le nom de *Colique de*

Poitou ou *des Peintres*, qui conduit par les souffrances les plus affreuses, aux convulsions, à la paralysie & à la mort. L'histoire particuliere qui fait le sujet de la premiére partie de cet Ecrit, m'a paru propre à confirmer & à éclaircir ce qui est connu tant sur le caractère de cette Colique, que sur la méthode de la traiter. Elle porte d'ailleurs avec elle un avis fort intéressant, sur une cause peu connue de ce mal cruel.

Le Roi, accoutumé à saisir avec autant de sagacité

que de bonté , tout ce qui peut avoir trait à la sûreté & au bien de ſes ſujets , ayant été inſtruit par Mr. le Duc de la *Valliere* , du détail de cette obſervation , a jugé que je devois la rendre publique. Ce jugement eſt pour moi un ordre auquel il eſt doux & glorieux d'obéir , en ſervant en même tems l'humanité.

Pour remplir ces grandes vûes auſſi utilement qu'il me ſera poſſible , j'expoſerai exactement & fidélement tous les faits dont j'ai été le témoin , ainſi que ceux que je n'ai point été à portée de voir, qui appartiennent également à cette hiſtoire , & que j'ai recueillis avec tout le ſoin poſſible. Je ne me permettrai guéres dans ce détail d'Obſervations , que les raiſonnements néceſſairement amenés par l'enchaînement des choſes. Mais après avoir rendu un compte circonſtancié de tout ce que j'ai vû, ſçu & fait dans cette occaſion, je prendrai la liberté de raiſonner ſur tout cela , & de jouer le rolle de Commentateur; mais, ſans en abuſer, & toujours avec prudence

Prem. Part. Hiſtoire d'une Colique métallique. Réflexions ſur cette hiſtoire.

& circonfpection. Je préfen-
terai les conféquences qui
coulent naturellement & fans
effort de nos obfervations.
Je tâcherai de répandre la
lumiere fur le caractère propre, la caufe particuliére, les
fymptômes, les variations,
le diagnoftic, le pronoftic,
les indications, la curation de
la Colique de Poitou métallique dont il s'agit. Toute
cette explication théorique
& pratique, à laquelle il a
fallu indifpenfablement donner une aflez grande étendue,
pour la rendre plus lumi-
neufe & plus utile, fera pro-
pofée

posée sous le titre de *Réflexions*, qui jointes à l'histoire qu'elles ont pour base, forment la première partie de cet Ouvrage.

JE n'ai usé que très-sobrement dans cette première Partie, des connoissances que nous devons aux Auteurs qui ont écrit sur cette maladie ; & nos observations ont été le principal fondement sur lequel j'ai cru devoir établir ma théorie , & toute la suite de mon raisonnement. Mais comme les lumieres acquises par cette

Sec. Part. Précis & jugement sur tout ce qui a paru au sujet de la Colique de Poitou.

I. Partie.   b

voie, quelque précieuses qu'elles soient, n'ont pour objet qu'une espéce particuliére de Colique de Poitou, c'est-à-dire la métallique, elles ne sçauroient suffire pour fixer les idées sur cette matiere importante. C'est ce qui m'a engagé à lire, à peser & examiner sérieusement non-seulement tous les ouvrages qui ont paru là-dessus, mais encore tous les morceaux qui y ont rapport, & qui sont épars dans différents écrits; à recueillir toutes les observations qui m'ont été commu-

niquées verbalement ; à porter fur le tout le jugement le
plus fain & le plus impartial
qu'il m'a été poffible ; enfin à
en extraire avec foin les faits
les plus intéreffants, qui font
toujours les points fixes d'où
l'on doit partir , pour opérer heureufement en Méde-
cine. On fent que ce travail
a dû me fournir une matiére
affez abondante pour une
feconde Partie.

APRÈS avoir fait un
amas pénible des matériaux
les plus nombreux & les
plus folides que j'aie pu trou-

Troifiéme Partie. Traité abregé de la Colique de Poitou, prife dans fa totalité.

b ij

ver, j'ai redoublé mes efforts pour les mettre en œuvre d'une maniere avantageuſe, & pour en conſtruire un édifice qu'on n'a point encore vû paroître ; je veux dire un traité ſuccinct mais complet ſur la Colique de Poitou, conſidérée dans ſa totalité & dans toutes ſes eſpeces. On a tenté ce projet, mais il a été manqué. Peut-être, ne ſera-ce de ma part qu'une ébauche, que d'autres conduiront dans la ſuite à ſa perfection. Du moins n'oublierai-je rien, pour donner une idée juſte

& précise du caractère général de cette maladie , de
toutes ses différences , des
causes diverses qui la pro-
duisent , du siége qu'elle oc-
cupe , des symptômes qui
l'accompagnent , des signes
qui empêchent de la con-
fondre avec des maux ana-
logues , ou qui en distin-
guent les différentes especes ; de ceux qui sont d'un
bon ou d'un mauvais présage
pour l'événement ; des vûes
qu'il y a à remplir pour
combattre efficacement cette Colique ; enfin, de la maniere de procéder , & des

moyens à employer pour parvenir à ce but salutaire.

Difficultés pour l'exécution de cette troisieme Partie.

JE crains bien que mal. gré tous mes travaux & ma bonne volonté, je ne sois point assez riche en obser- vations, pour remplir heu- reusement cet objet dans toute son étendue. Dans ce cas, je laisserai des pierres d'attente prêtes à recevoir les suppléments utiles que la suite des tems pourra amener. Je marquerai avec franchise les lacunes que la disette des faits bien vérifiés laissera dans mon Ouvrage.

Tout ce qui me paroîtra douteux, fera préfenté comme tel, & attendra de plus grands éclairciffements. En établiffant ce que je regarderai comme sûr, je diftinguerai autant qu'il me fera poffible, les différents dégrés de certitude. Je ne hazarderai point de conjectures, à moins qu'elles n'ayent la plus grande probabilité. Les bannir entierement, ce feroit un rigorifme fec, gênant & préjudiciable au progrès des fciences : en les employant fagement, on parvient fouvent aux vérités les plus intéreſſantes, aux plus grandes découvertes. Ce réſultat raiſonné de tout ce qui a été obſervé, & de tout ce qui eſt connu ſur la Colique de Poitou, s'il étoit bien fait, devroit être comme une eſpéce de Code dans cette matiere. Il ſera la derniere & ſans doute la plus précieuſe partie de cet Ecrit.

Régularité de l'ordre adopté dans cet Ouvrage.

ON ne formera point de difficulté contre la marche que nous tenons ici, & on la trouvera toute ſimple & réguliere, ſi l'on fait

attention

attention que la construc-
tion de l'édifice a dû être
précédé de la collection des
matériaux, & que pour être
autorisé à évaluer ceux-ci,
j'avois besoin d'acquérir sur
cette matiére une expérience qui me fût propre. Il est
donc évident, que j'ai dû exposer d'abord mes observations & en rendre raison;
rapporter ensuite, avec le
plus grand soin, le travail
des autres; & bâtir enfin sur
ces fondements, de la ma-
niere la plus utile & la plus
stable qu'il me seroit possible.

I. Partie.　　　　　　c

J'AVOUE que je n'aurois point cru être en droit d'écrire sur cette espece de Colique, si je n'avois point vû & traité des malades qui en étoient atteints. Ces occasions ne se présentent pas fréquemment, dans la pratique ordinaire à Paris : cette maladie n'y est pas commune, elle est particuliere à certains Artisans qui travaillent les métaux, & qui se font presque tous transporter à l'Hôpital de la Charité, dès qu'ils en sont affectés. Des Médecins très accrédités dans cette Capitale,

m'ont affuré qu'ils ne l'a-
voient jamais obfervée. Le
feul cas de ce genre qui fe
foit offert à moi dans la pratique, depuis feize ans que
j'exerce à Paris, eft celui
dont je rends ici compte au
public, & qui par la fingularité & la longueur de la
maladie qu'il a pour objet,
m'a donné lieu d'en examiner très-attentivement tous
les différents états, & de
faire fur ce fujet des remarques très-intéreffantes. Cette
Colique eft extrêmement
rare en Languedoc où je
faifois auparavant la Médecine.   c ij

DEPUIS, 1730 que je me devouai à l'étude de cette science à Montpellier, jusqu'en 1733, année de mon Doctorat & pendant la suivante, j'accompagnai assez assidûment le Médecin de l'Hôpital Saint-Eloy ; je suivis très-fréquemment le plus ancien des Médecins de la Charité, & je fis souvent pour lui les visites des pauvres malades dispersés dans la ville. Cet apprentissage utile me mit à portée de voir en pratique beaucoup de gens du bas peuple, & des Artisans de toute espéce. Cependant, dans tout cet espace de tems, ainsi que dans celui qui a précédé mon départ de Montpellier pour Paris, je n'ai jamais vû de Colique de Poitou, & je n'ai point entendu dire qu'aucun Médecin en eût observé. Je me rappelle seulement que je traitai en 1736 à Marsillargues au Diocèse de Nismes, conjointement avec un vieux Praticien de la contrée, une Colique extrêmement violente, qui résista long-tems aux remédes, & que nous ne reconnûmes être une

Colique de Poitou , que
par la contracture & la pa-
ralyſie imparfaite des mains
& des jambes qui la termi-
nerent. Je rapporterai cette
obſervation, dans la ſuite de
cet Ouvrage. Il eſt à préſent
plus important d'expoſer celles que je viens de faire tout
récemment. Je ne crains pas
de convenir , qu'avant que
cette derniere occaſion s'offrit à moi , je n'étois gueres inſtruit ſur cette matiere
ſinguliere , que par ce que
j'en avois lû dans *Paul d'E-*
gine , dans *Citoys* , dans
Huxham & dans quelques

autres Auteurs anciens & modernes ; par la defcription de la méthode ufitée à la Charité de Paris , qui fe trouve dans la traduction Françoife de l'*Abregé de la Médecine d'Allen* ; par la Théfe élégante de feu M. *Dubois* notre Confrere ; par ce que j'avois appris verbalement des Médecins de la Charité ; enfin par l'ouvrage de M. *Tronchin* , moins que par la critique qu'en a faite un Médecin de la Faculté de Paris. Je ne connoiffois alors que par des extraits la Differtation de M. *Grashuis*,

& la premiere production de M. de *Haën*, sur ce sujet, si long-tems négligé, & devenu si célébre depuis quelques années.

Intéressé à recueillir les faits analogues à ceux qui font le sujet de cette premiere Partie, je me suis donné des mouvements pour me procurer un détail exact & bien constaté de ce qui est arrivé, il y a quelques années, à des Treillagers du Roi, à Marly : mais je n'ai pû y parvenir. Je dois les circonstances que j'en ai rapportées, en partie, à M.

l'Abbé *Pluquet*, en partie à M. de *Dieſt*, Docteur-Régent de la Faculté de Paris, & en partie à M. *Mittié*, Etudiant en Médecine. Aucun de ces Meſſieurs n'ayant été témoin oculaire, je ne ſçaurois les préſenter comme revêtues de la plus grande authenticité ; cependant elles ſont d'un certain poids, & ont une affinité ſi marquée avec nos obſervations de Montrouge, & l'hiſtoire générale de la Colique de Poitou, que j'aurois été repréhenſible de ne pas en faire mention.

Je donnerai dans le second volume de cet Ouvrage, la rélation intéressante du malheur arrivé à M. le Marquis d'*Hérouville-de-Claye*, Lieutenant Général, & à une grande partie de sa maison, lorsqu'il commandoit dans la Guyenne. L'on verra qu'elle est bien propre à inspirer de la crainte sur la batterie de cuisine faite avec le cuivre, & sur l'étamûre dont elle est revêtue, où il y a souvent un alliage de plomb.

Enfin, avant de terminer cet Avant-propos, je crois devoir remarquer qu'ayant

consulté plusieurs Chymistes sur l'aptitude respective
du Plomb & de la Céruse, à
se volatiliser par l'action du
feu, je les ai trouvés par-
tagés. Cependant le plus
grand nombre penchoit à
en accorder moins au mé-
tal qu'à sa rouille, ou à sa
dissolution par un acide végétal. Ce sentiment m'a paru
le plus fondé, & M. *la
Planche*, Maître Apothi-
caire & très-habile Chy-
miste, m'a fourni une ob-
servation qui l'autorise par-
ticulierement. Ayant tra-
vaillé à faire la Céruse en
grand, il a remarqué que

celle-ci étant encore toute humide & en confiſtance *pultacée*, il s'en élevoit une vapeur qui s'attachoit ſous la forme d'une effloreſcence blanchâtre, aux parois des atteliers, & qui étoit vrai-ſemblablement la portion la plus approchante de la nature du ſel de Saturne.

E R R A T A.

Page 6, *ligne* 18, empyrique; *liſez* empirique; Pag. 38, *ligne* 16 & 17, & l'air, les aliments, & les boiſſons; *liſ.* & les aliments, les bpiſſons, & l'air. Pag. 96, *ligne* 24, quelques Coliques; *liſ.* de quelques Coliques. Pag. 100, *ligne* 19 & 20, preſque tous ceux; *liſ.* la plûpart de ceux. Pag. 101, *ligne* 7, pluſieurs femmes; *liſ.* deux femmes. Pag. 102, *ligne* 23, à la Charité; *liſ.* à Paris. Pag. 145, *ligne* 12, qui lui eſt uni; *liſ.* qui s'y eſt uni. Pag. 167, *ligne* 3, obſerver; *liſ.* objecter.

OBSERVATIONS

OBSERVATIONS
ET RÉFLEXIONS
SUR
LA COLIQUE
DE POITOU.

LIVRE PREMIER.

Histoire d'une Colique de Poitou *ou* des Peintres, *occasionnée par le bois de treillage peint en verd.*

LE sieur *Benier*, Jardinier de M. le Duc DE LA VALLIERE, à Montrouge, ayant ramassé une grande quantité de vieux bois de

I. Partie. A

treillage peint en verd, crut pouvoir le mettre à profit sans danger. Il l'employa dès les premiers jours de Décembre de l'année 1759, à trois usages différents. On en chauffa le four où se cuisoit le pain ; on en fit le feu de la cuisine où se préparoit le potage avec les autres nourritures ; on en brûla enfin dans un poële de fer placé au milieu d'un entresol que toute la famille habitoit nuit & jour, & surmonté d'un couvercle mobile qu'on étoit obligé de lever assez souvert.

La peinture dont ce bois étoit enduit, avoit trois couches, toutes composées d'un mélange de Céruse & de Verd-de-gris, liés avec l'huile de lin. La proportion du premier ingrédient au second, étoit de vingt à un dans la couche la plus profonde ; & de trois à un dans les deux autres. On continua à se servir sans interruption de ce bois ainsi cuirassé de trois lames doublement métalliques, depuis l'époque que j'ai fixée, jusqu'au 7 de Mars de l'année suivante, jour auquel je fus appellé pour combattre les funestes effets qu'il avoit produits.

Le Jardinier & toute sa famille se doutoient d'autant moins du malheur dont ils étoient menacés, qu'ils avoient autrefois usé du même bois sans aucun inconvénient, à Champ, Château de Mr. le Duc de la Valliere: il est vrai que ce n'avoit jamais été de suite, mais par intervalles. Leur sécurité étoit d'ailleurs fortifiée, & en quelque sorte autorisée par le préjugé assez généralement répandu, que le feu purifie tout. Il étoit permis à ces bonnes gens de s'en tenir à cet axiome populaire, & d'ignorer que le feu, quelque puiſſant qu'il ſoit, ne pouvoit ni détruire entiére-ment les ſubſtances métalliques qui faiſoient la baſe de la pein-ture en queſtion, ni en altérer & adoucir parfaitement la nature malfaiſante. Ils ne pouvoient guères ſçavoir que cet agent uni-verſel devoit néceſſairement don-ner à ces matiéres une activité pernicieuſe, en les mettant en mouvement, les réduiſant en par-celles plus déliées, les élevant & les répandant ſous forme de va-peur dans l'atmoſphère ; & les rendant ainſi plus propres à péné-trer la maſſe du pain, à ſe mêler avec le bouillon & les autres ali-ments, à ſe porter dans toutes les voyes de la reſpiration avec l'air, & à ſe frayer même une route

par l'habitude extérieure du corps.
Une triste expérience les instrui-
sit trop tard de ces vérités.

Un garçon Jardinier, robuste,
âgé d'environ vingt-cinq ans, fut
le premier qui ressentit l'impression
meurtriére des deux poisons perpétuellement suspendus dans leur
atmosphère, & prompts à s'insi-
nuer par toutes les voies possibles dans l'intérieur du corps. Il
éprouva d'abord de l'embarras &
du poids dans l'estomac, avec
un mal-aise général. Les nausées
& les vomissements survinrent
bientôt, avec une douleur sourde
qui se répandoit de l'estomac dans
tout le ventre, dont la vivacité
augmenta peu à peu, & qui devint excessivement aigue, comme si les entrailles étoient déchi-
rées. Le ventre se serra opiniâtré-

OBSERV. I.
Guérison du
mal par un
purgatif réi-
téré & par
une Ptisanne
détersive &
laxative.

A iij

ment : les bras, les épaules, les jambes & quelquefois la poitrine furent saisies de violentes douleurs, de tiraillements & d'engourdissements.

Dans cet état, après avoir tenté à Montrouge quelques secours infructueux, il fut transporté à Paris à la Charité, où il fut sans doute traité régulièrement, & où il eût été infailliblement guéri ; mais une honte déplacée de se trouver dans un Hôpital, & un défaut de confiance très-mal fondé, l'en firent sortir pour retourner chez ses parens. Il souffroit toujours cruellement : on consulta un Empyrique, qui lui fit prendre douze prises d'une poudre purgative. L'évacuation qu'elle procura, fut abondante, & suivie d'un soulagement très-sensible. Il resta seulement un mal d'estomac, peu douloureux, qui céda à l'usage d'une ptisane d'avoine, de Miel de Narbonne, & de Cristal minéral, que conseilla un Maréchal du village, & qui tint le ventre libre. Le malade prolongea son séjour dans la maison paternelle, jusqu'à ce qu'il fut parfaitement rétabli ; & ne revint à Montrouge, que lorsque la cause commune & violente qui avoit produit son mal, & celui de plusieurs autres, avoit été connue & proscrite.

Un autre garçon Jardinier, à peu près du même âge, vigoureux & grand mangeur, ne tarda pas long-tems à être affecté : il souffrit les mêmes symptômes que le premier. Sa constipation fut excessive, & résista invinciblement à tous les lavements qu'on

OBSERV. II.

Mal violent guéri à la Charité. Son retour & sa guérison par un vomitif & des topiques émollients.

lui donna en grand nombre , & qu'il ne rendit jamais. Cet accident, & la violence des douleurs, porterent du trouble dans la tête; il furvint un peu de délire. Transféré à la Charité de Paris, fon traitement, qui dura quinze jours au moins, fut méthodique & heureux. Les accidents furent cependant affez vifs pendant quelque tems, le délire devint plus fort, & l'agitation fut extrême. Un jour qu'il avoit avalé plufieurs prifes de pilules compofées vraifemblablement du Mochlique, autrefois plus ufité qu'à préfent dans cet Hôpital, il fut copieufement évacué, tant par ce reméde violent, que par les purgatifs les plus vifs qu'on met en ufage en pareil cas dans cette maifon. Il en fortit étant encore très-foible, & ne fentant qu'une impreſſion ſourde de ſon mal.

Il eſt probable qu'il ſe fût entiérement remis , ſi immédiatement après il eût reſpiré un air
pur , & ſe fût ſuſtenté avec une
nourriture ſaine. Mais , au contraire , il fut aſſez malheureux
pour retourner à Montrouge ,
préciſément dans le même lieu
où l'atmoſphère & les aliments
étoient toujours ſurchargés du
double venin qui l'avoit jetté dans
un ſi grand danger. Son mal ſe
renouvella bientôt avec plus de
force. On le conduiſit chez ſon
pere , où l'on tenta inutilement
bien des remédes. Les douleurs
de l'eſtomac & du bas-ventre, ainſi
que celles des extrémités & de
tout le corps, furent énormes ; les
mouvements convulſifs devinrent
univerſels , & la tête fut preſque
toujours priſe. Le malade fut à

l'extrémité , & reçut tous ses Sa-
crements. Je n'ai pu avoir un détail précis de tous les secours qui
lui furent adminiſtrés dans cet
état : tout ce que j'ai pu ſçavoir,
c'eſt qu'on lui donna quelques
priſes d'une poudre jaune, qui le
fit beaucoup vomir, & qui fut
vraiſemblablement le reméde le
plus déciſif ; qu'on étuva tout le
corps avec une forte décoction de
racine de Guimauve & dé Miel,
& qu'on en appliqua le marc ſur
le bas ventre. Il a eu enfin le bonheur d'échapper à la mort, qu'on
regardoit comme inévitable : ſa
convaleſcence a été long-tems
languiſſante & douteuſe.

Les deux maladies dont je viens
de rendre un compte ſuccinct,
commencerent dès le mois de
Décembre. La premiére , dont
l'époque répond à peu près au

milieu de ce mois, dura environ jusqu'au quinze Mars. La seconde, qui se manifesta vers Noël, vient à peine de finir au moment que j'écris, (en Mai 1760.)

CE fut vers la fin du même mois de Décembre, que le sieur Benier, à peu près de l'âge de 48 ans, d'un tempérament sec & un peu délicat, étant allé dans un jardin voisin près de Paris, fut saisi d'un vomissement, par lequel il rendit une grande quantité de matiére. De retour chez lui, il eut des nausées, & à la faveur de l'eau tiéde qu'on lui donna, il vomit encore très-abondamment. Il éprouva ensuite un mal d'estomac douloureux, qui fut heureusement dissipé par l'usage de trois bouteilles de l'Elixir purgatif qu'on vend dans la Cour de

OBS. III.

Mal léger guéri par le vomissement & par un Elixir purgatif.

l'Abbaye Saint-Germain, & dans lequel on croit communément que l'Aloës & la Coloquinte entrent. Ce maître Jardinier n'étoit point sédentaire chez lui, & n'y mangeoit que par intervalles; ainsi il n'est pas étonnant qu'il ait été moins affecté que les autres, & par conséquent plus aisé à guérir.

OBS. IV.
Commencement de la maladie.

SA femme, âgée d'environ 44 ans, & d'une constitution robuste, avoit déja senti les premiéres atteintes du mal, un peu avant les fêtes de Noël. Elle eut d'abord l'estomac lourd & embarrassé, avec la sensation d'un serrement ou d'un étouffement. Tout le corps fut comme brisé & abbattu; les maux de cœur & les vomissements survinrent, avec une douleur dans

la région de l'eftomac, & fucceffivement dans le bas ventre, qui
fut d'abord obfcure, mais qui
augmenta peu à peu, & devint
très-vive à diverfes reprifes ; le
ventre fut en même tems très-
refferré.

On eut recours aux lavements
de toute efpéce, qui rarement
produifirent quelque effet : on employa fans fuccès plufieurs fortes
de boiffons dans le genre émol-
lient & adouciffant, comme l'infufion de Mauve, de graine de
Lin, de Bouillon-blanc, &c.
l'ufage de l'huile d'Amandes
douces fut encore plus inutile.
On ne procura quelque foulagement momentané qu'à la faveur
des purgatifs qui furent réitérés,
du Tartre émétique qu'on donna
deux fois feulement & en lava-
ge, dans un grand efpace de tems,

& de quelques prises d'Ipéca-cuanha. Mais jamais les secousses ne furent assez puissantes, ni l'évacuation assez complette pour arracher & entraîner la matiére métallique fixée dans les entrailles. La malade fut toujours languissante, souffrit constamment de l'estomac, & elle éprouva plus ou moins de mal & de douleur, jusqu'à la mi-Janvier.

OBSERV. V.

Mal extrêmement violent, accompagné d'étouffement, de convulsions, &c. & terminé par la mort.

DÈs LORS elle oublia, pour ainsi dire, son mal, pour ne s'occuper que de celui de sa fille aînée, qui s'annonça avec la vivacité la plus effrayante. Elle étoit naturellement délicate, & l'on avoit eu de justes craintes pour sa poitrine; son âge étoit à peu près de 21 ou 22 ans. Après quelques jours d'une langueur presque imperceptible, elle fut saisie brus-

quement d'un vomissement violent qui excita la toux & le
crachement de sang; les nausées
étoient continuelles, la malade
ne pouvoit presque rien garder;
les douleurs aigues de l'estomac
& de tout le bas ventre, se mirent
presque aussitôt de la partie, &
se répandirent dans tout le corps,
surtout aux extrémités & à la poitrine qui fut serrée au point de
causer un étouffement allarmant
à la malade, qui d'ailleurs cra-
choit encore du sang de tems en
tems. Elle eut quelques légers
mouvemens fébriles, mais tous
ceux qui étoient auprès d'elle,
conviennent qu'elle n'eut presque
jamais une vraie fiévre.

Cet état fut pris cependant
pour une espéce de fluxion de
poitrine. On réitéra plusieurs fois
les saignées du bras; on donna

des potions huileuses, avec des boissons douces & émollientes; les lavements furent du même genre; les purgatifs qu'on employa d'abord, furent pris parmi les minoratifs; on mit aussi en usage le Kermès minéral. Toute cette manœuvre fut non-seulement infructueuse, mais nuisible.

L'excès des douleurs attira les convulsions & le délire: on crut alors que la fièvre maligne s'étoit jointe au mal précédent. On saigna du pied & l'on eut recours au Tartre stibié en petite dose, & noyé dans une grande quantité d'eau; on répéta les purgatifs doux en même tems. Les évacuations procurerent quelque soulagement, mais elles furent toujours insuffisantes. Le fonds du mal fut à peine effleuré. Il parut même qu'une purgation trop molle,

molle, composée principalement avec la Casse, en renouvella toute la violence. Les douleurs devinrent atroces, le vomissement fut perpétuel, l'angoisse & l'agitation étoient extrêmes, à chaque instant il arrivoit des contorsions affreuses dans les bras & dans les jambes ; la tête fut presque toujours prise, tous les sens furent constamment dans le plus grand trouble, la poitrine fut toujours oppressée, & la malade mourut dans les horreurs d'un état douloureux & convulsif universel, porté au dernier période.

J'ai bien du regret qu'on n'ait point cherché à s'instruire, par l'ouverture du cadavre, sur la nature d'un mal qu'on avoit si peu connu tant que la malade a vécu. Rien n'étoit plus convenable dans ce cas malheureux, que

I. Partie.   B

de recourir à cette source de lumiéres trop souvent négligée, &
à laquelle on oppose communément une résistance si peu fondée.
Tout devoit y inviter : Le danger
où étoient encore alors les deux
garçons Jardiniers, la singularité
de la catastrophe qui venoit d'arriver, l'ignorance de la cause violente qui l'avoit produite, mais
surtout la juste crainte que la
mere & l'aînée des deux filles
qui restoient, épuisées par le chagrin & par la fatigue, ne suc-
combassent sous le poids de ce
mal inconnu dont elles étoient
affectées.

OBSERV. VI.

Commencement & progrès du mal.

Suite de la quatr. Obs.

Augmentation de la maladie.

EN effet, tandis que l'une &
l'autre se livroient à l'ardeur de
leur zéle pour secourir la malade
qui se mouroit, la mere conti-
nuoit à essuyer les mêmes acci-

dents que nous avons décrits, qui devenoient de tems en tems plus vifs, & qu'elle ne se permit de combattre qu'avec de petits remédes impuissants, toujours faits à la hâte & sans ordre ; & l'autre âgée de vingt ans, grande, & d'une complexion assez bonne, sans être vigoureuse, commençoit à souffrir de l'estomac, y sentoit de la pesanteur, de l'embarras & de l'angoisse, avoit des nausées & des vomissements fréquents, & ne faisoit usage d'aucun secours, regardant son mal comme un effet presque naturel de son inquiétude & de son agitation perpétuelles, de même que les douleurs vives aux jambes qui l'avoient précédé. Pendant les premiers jours qui suivirent la mort de la malade, elles ne purent s'occuper que de la douleur qu'elle

B ij

leur cauſoit. On ſe flatta que le repos, le bon régime & quelques remédes légers ſuffiroient pour les rétablir : mais on ſe trompa ; le mal de l'une & de l'autre s'accrut ſucceſſivement.

La mere ſouffrit des douleurs plus aigues, eut des maux de cœur & des vomiſſements preſque perpétuels, ſentit des tiraillements douloureux dans les extrémités, dans le dos & dans la poitrine, & fut dans une agitation continuelle. Les lavements, les boiſſons & les purgatifs doux que l'on employa, produiſirent peu d'effet ; l'Ipécacuanha que l'on donna une fois, réuſſit un peu mieux. Les évacuations procurerent quelque relâche ; mais elles ne furent jamais ni aſſez vives, ni aſſez abondantes : le ventre ſe ſerra, les ſouffrances recommencerent, & le mal reprit abſolument le deſſus.

Quant à la fille, outre les nausées, les vomissements & l'embarras d'estomac devenus plus considérables, elle éprouva dans cette
région des douleurs qui se répandirent dans tout le ventre, qui
furent d'abord sourdes, ensuite
plus fortes, & enfin extrêmement
aigues. On lui donna des humec-
tants & des adoucissants, on la
purgea mollement, on fit un usage fréquent des lavements, & le
tout sans succès.

Sur la fin du mois de Février
& au commencement de Mars,
la maladie de l'une & de l'autre
devenue plus douloureuse & plus
effrayante, fut portée à peu près
au même dégré de violence. On
les saigna toutes deux du bras.
On les mit dans un bain d'eau
tiéde ; elles se sentirent un peu
soulagées, tant qu'elles s'y tin-

rent, mais au fortir le mal reprit fa premiére fureur, & parut alors infurmontable. M. le Duc de la Valliere, plus diftingué par fon caractére de bonté & d'humanité, que par fon goût décidé pour la Littérature, touché de l'état déplorable des deux malades, me fit l'honneur de m'appeller à leur fecours.

Remarques fur la crédulité.

LE Jardinier frappé de la nature finguliére & de la réfiftance invincible du mal qui défoloit ce qu'il avoit de plus cher, le crut aifément fupérieur à toutes les reffources de la Médecine; fe perfuada fans beaucoup de peine que c'étoit un fort malignement jetté fur fa famille infortunée, & courut à un Village voifin, pour implorer le fecours d'un homme à qui la crédulité populaire avoit déféré le pouvoir chimérique de rompre ces prétendus charmes ou enchantements. C'est ainsi que dans tous les tems & dans tous les pays, on trouve à côté de la science & des plus grandes lumiéres, l'ignorance & la superstitieuse barbarie. Nous serons cependant moins étonnés du parti que prit ce pere de famille affligé, si nous nous rendons justice, & si nous convenons du goût pour le merveilleux qui nous domine presque tous. Ce goût qui conduisit le Jardinier de Montrouge au Devin de la contrée, est précisément le même qui nous porte à attribuer la plûpart des événements aux causes les plus inconnues & les moins vraisemblables ; le même qui nous fait rechercher & admirer comme les dépositaires des secrets

de la nature, comme des Thau-
maturges, certains avanturiers,
dont la science bornée est aussi confuse que la naissance &
les mœurs; le même qui, pour
ce qui concerne la Médecine,
présente comme sublime à nos
yeux un ouvrage obscur & énig-
matique, & rabbaisse celui qui
est clair, méthodique & sensé;
le même qui préfére la singularité
& la bisarrerie à la sûreté & à l'authenticité reconnues des moyens;
le même qui met l'Empyrisme au-
dessus de la vraie Médecine; le
même qui excita il y a quelques
années, un certain enthousiasme
épidémique & ridicule dont on
n'a point encore assez rougi; le
même enfin qui fait aller en foule
chez le Médecin du pouls ou chez
le Médecin des urines, & qui
forceroit bientôt l'un & l'autre à
céder

céder la supériorité à celui qui promettroit de lire dans nos yeux tous nos maux passés, présens & avenir. *

MAIS revenons à nos malades auprès desquelles je me rendis le dix-sept Mars sur les huit heures du soir. Le Devin qui m'avoit précédé, avoit tenu le langage des Oracles, & n'avoit consolé qu'imparfaitement par ses promesses vagues. On attendoit quelque chose de plus solide de ma part. Cependant cette premiére visite ne put pas être fort utile aux deux malades. Je les trouvai couchées dans un même lit, souffrant cruellement de l'estomac, des en-

Suite des quatrieme & sixieme Observations.

Description de l'état des deux malades.

* M. BOYER, l'un des Examinateurs de cet Ouvrage, m'a assuré que cette derniere idée avoit été réalisée dans ce pays-ci, il y a plusieurs années. L'Homme qui s'é-toit servi de la voie que j'indique, fit d'abord beaucoup de bruit, comme tous ceux qui arborent l'étendard de la singularité : mais il n'eut point l'art de soutenir long-tems son personnage, ou le Public étoit alors moins disposé à la séduction.

I. Partie.   C

trailles, du dos, & de tout le corps, ne prenant aucun repos, ne pouvant trouver de situation favorable pour soulager leurs douleurs, se jettant de tous les côtés, & poussant des cris & des gémissemens perpétuels.

Attendri par ce spectacle, & désirant en découvrir la cause pour pouvoir le faire cesser, je m'informai, autant qu'il me fut possible, de tout ce qui s'étoit passé, & de tout ce qui pouvoit m'éclairer. Le récit qu'on me fit fut confus & informe; on ne parla point de l'usage qu'on avoit fait du bois peint en verd; on ne me dit rien de la maladie des deux garçons Jardiniers, ni de l'indisposition de leur maître; on se borna à m'instruire de l'histoire malheureuse de la fille aînée, sans entrer dans un grand détail, à me peindre la fatigue & le chagrin

que les malades avoient éprouvés
dans cette occasion, & à me donner une idée succincte des maux
qu'elles avoient ressentis antérieu-
rement.

Elles n'avoient point de fiévre
ni l'une ni l'autre, leur pouls étoit
assez constamment dur, égal, &
sans fréquence, quelquefois il
devenoit un peu plus serré ; rarement survenoit-il quelques mouvemens fébriles imperceptibles,
avec des feux qui leur montoient
au visage. Le ventre étoit opiniâtrément resserré ; il n'étoit ni
tendu ni enflé, quoique prodi-
gieusement douloureux ; les souffrances augmentoient quelquefois
par la pression, surtout dans certains points, comme du côté du
foie, d'autrefois elles n'étoient
pas plus vives, quoiqu'on pressa
le ventre. C'étoit chez l'une &
C ij

chez l'autre, une alternative perpétuelle de naufées & de vomiffements. La langue étoit blanche,
un peu féche & raboteufe fans
foif. Les urines étoient tantôt
belles & naturelles, & tantôt trou-
bles, rougeâtres ou brunes; elles
avoient été même fufpendues
pendant plufieurs heures.

Les deux malades avoient été
faignées du bras la veille de mon
arrivée, & mifes dans un bain
qui leur procura un foulagement
inftantané, comme nous l'avons
obfervé. La mere prit le jour fuivant une médecine en deux verres,
compofée de Tamarins, de Man-
ne, & d'un Sel neutre, qui n'opéra
rien, & qui augmenta confidérablement les douleurs. Le même
jour les règles furvinrent à la fille;
& comme elles s'arrêterent vers
le foir, on fe détermina à lui

faire une forte saignée du pied. ——————

La plus jeune des filles, âgée de neuf ans, étoit à côté d'elles dans un petit lit; elle avoit eu un mouvement de fiévre assez sensible le même jour, & on lui avoit tiré par une saignée du bras, deux palettes d'un sang coëneux. Elle avoit d'ailleurs en petit, à peu près les mêmes accidents que sa mere & sa sœur; elle se plaignoit de tems en tems de l'estomac & du ventre; elle avoit aussi, par intervalles, des maux de cœur & des vomissements: mais elle éprouvoit souvent un relâche assez long pour goûter les douceurs du sommeil. Elle dormit pendant toute ma visite & le reste de la nuit, tandis que les deux autres étoient dans les angoisses & dans les douleurs.

OBS. VII.

La même maladie que dans les précédentes Observat. mais beaucoup plus legére.

C iij

JE sentis que le malheur de cette famille naissoit d'un seul & même principe ; mais toutes les réponses faites à mes questions, ne m'avoient point suffisamment éclairé pour pouvoir en fixer le caractère : il importoit cependant de le connoître, avant d'adopter aucune méthode. La violence des douleurs auroit semblé autoriser l'usage de quelque calmant narcotique ; mais la médecine que la mere avoit dans le corps, & la circonstance particuliére où se trouvoit la fille, jointe à la crainte bien fondée de fixer un poison dans les entrailles, ne pouvoient le permettre. Cette même crainte & l'état du pouls, s'opposoient à l'idée de répéter les saignées. Le soupçon que j'eus que ce pouvoit être une colique métallique, ne suffisoit pas pour justifier l'usage précipité des Emétiques & des purgatifs violents ; il falloit en être sûr, & je ne pouvois pas l'être encore. Je devois d'ailleurs, dans cette incertitude, faire entrer en considération les fatigues excessives & les chagrins vifs que les malades venoient d'essuyer, l'attente du retour des règles dans la fille, la sensibilité légere que je trouvai chez la mere dans la région du foye, un peu de sang que la premiére avoit rendu par les efforts du vomissement, la consistance coëneuse de celui qu'on avoit tiré à la petite, un état spasmodique ou convulsif joint à l'excès des douleurs, enfin, le doute que tout ce désastre ne fût causé par une matiére du genre corrosif.

En attendant des instructions

plus précifes, je crus devoir me
borner à prefcrire à la mere un
lavement avec la Caffe & le Miel
mercurial, dans la vûe de la déboucher & de déterminer quelque évacuation, à le faire fuivre
dans la nuit de quelques autres
faits avec la décoction émolliente & l'huile d'amandes douces,
dans la même intention, & pour
calmer les douleurs d'entrailles;
à lui ordonner de l'eau de poulet
pour boiffon, une potion huileufe à prendre par cuillerées, &
quelques verres d'eau tiéde à avaler avec de l'huile d'olive dans
les grandes naufées, pour faciliter le vomiffement. Je confeil-
lai, pour la fille, qui fouffroit
encore plus que la mere dans ce
moment, l'ufage des mêmes fecours, au lavement purgatif près,
& des dofes plus fortes & plus

répétées d'huile d'amandes douces ; je permis quelques taffes
d'une infufion légere de faffran :
je recommandai qu'on lui mît
les pieds dans l'eau chaude, qu'on
appliquât fur le ventre de l'une
& de l'autre des fomentations
émollientes , & qu'on en revînt
enfin pour toutes les deux , aux
bains d'eau tiéde , fi la vivacité
des douleurs ne cédoit point.

Cette manœuvre préliminaire
pouvoit bien être inutile , & même aggraver legérement le mal ,
fi la caufe étoit métallique ;
mais elle n'étoit point téméraire,
& ne pouvoit jamais être ni meurtriére , ni même dangereufe ,
ainfi effayée & employée peu de
tems. Elle pouvoit être très-falu-
taire , fi le poifon eût été d'une
nature âcre & corrofive , ou fi le
mal eût tiré fon origine de quel-

que dépravation interne des humeurs & de l'éréthifme des membranes. Son fuccès bon ou mauvais bien obfervé devoit d'ailleurs
me donner des lumiéres ; nous
n'aurions pas eu facilement à la
campagne & dans la nuit, d'autres
remédes à employer dans le moment; & dans un cas auffi douteux
que celui-là , le parti le plus doux
me parut le plus prudent & le
plus fage , du moins au commencement. Pour ce qui concerne
la petite fille , je ne jugeai point
à propos de la reveiller , de peur
de la rappeller à fes douleurs.

Découverte & profcription de la caufe matérielle & occafionnelle du mal.

CONVAINCU de la néceffité
d'acquérir promptement des con-
noiffances plus pofitives fur un
fujet fi important , je m'informai avec le plus grand empref-
fement dans toute la maifon de

Mr. le Duc de la Valliere, si
on n'en sçavoit pas davantage
que ce que j'avois pu apprendre
chez le Jardinier. Le premier
trait de lumiére me vint d'un
vieux domestique, qui m'instrui-
sit de l'usage qu'on avoit fait du
bois peint en verd. Mr. le Duc
de la Valliere m'en parla immédiatement après, & me fit part
de la crainte où il étoit que ce
bois n'eût empoisonné toute cette
famille. Cette crainte me parut
très-fondée, & dès ce moment
je ne doutai plus que le mal
dont il s'agissoit, ne fût une
vraie colique des Peintres. Il importoit de sçavoir la nature & la
proportion des ingrédients qui en-
troient dans cette peinture, &
cet article fut éclairci de la maniére que j'ai rapportée plus haut,
par l'Ouvrier même qui y avoit

travaillé , & qui se trouvoit à Montrouge.

Connoissant ainsi les deux subs-tances métalliques qui avoient causé tant de maux, c'est-à-dire la Céruse & le Verd-de-gris, il falloit, pour procéder avec la plus grande exactitude , s'assurer plus précisément de la maniére dont elles avoient été introduites dans le corps des malades. Je vis moi-même le feu de la cuisine qui étoit encore construit avec ce funeste bois, la grande marmite qui étoit placée au milieu , la facilité avec laquelle la vapeur métallique étoit repoussée en partie par l'atmosphère dans ce vase découvert pendant l'ébulli-tion , ou reçue comme par un chapiteau , & reversée ensuite par une grande portion du cou-vercle. On se servoit aussi pour

le fourneau , de la braife du
même bois , & par conféquent
les aliments qu'on y préparoit
étoient auffi aifément empreints
des mêmes exhalaifons. Le four
que je vifitai auffi , étoit encore tout plein & , pour ainfi
dire , fumant de cette vapeur.
Toute fon enceinte en étoit fans
doute pénétrée ; mais elle avoit
dû fe mêler bien plus aifément
& plus intimement avec le pain.
Je jugeai avec raifon que c'é-
toit principalement par cette voie
que ce double poifon avoit paffé
dans l'intérieur du corps de nos
malheureufes malades. Le poële
où l'on brûloit du même bois , fa
pofition au milieu de l'habitation
ordinaire de toute la famille ,
fon ouverture fupérieure fréquemment découverte , & la
quantité prodigieufe de vapeur

métallique qui s'en élevoit, &
qu'on avaloit à chaque instant
avec l'air, furent encore, comme
il convenoit, l'objet de mon attention particuliére.

Enfin, après toutes ces perqui-
sitions, la cause matérielle du
mal étant duement vérifiée &
constatée, fut écartée tout au
plutôt & au plus loin. Malgré la
répugnance du Jardinier qui n'é-
toit point encore trop convaincu,
le bois fatal fut banni de la maison; le four fut démoli & recons-
truit tout à neuf, tout fut re-
nouvellé, & l'air, les aliments &
les boissons cessérent dès lors
d'être infectés par le mélange de
deux poisons métalliques, comme ils l'avoient été depuis le
mois de Décembre 1759. Tel
avoit été le malheur de cette famille, que l'un de ces poisons

avoit eu encore accès chez elle par une autre voie que par celles que nous venons de détailler. On avoit mis de l'eau dans une vieille fontaine de cuivre, où il s'étoit formé du Verd-de-gris. Après en avoir bû pendant deux jours, on s'apperçut & l'on se mit à couvert de ce danger. Ce fait qui ne me fut connu qu'après ma premiére visite, arriva pendant le cours de la maladie de la défunte. On ne peut par conséquent lui attribuer le mal antérieur à cette époque ; mais il n'eft pas permis de douter qu'il n'y ait beaucoup ajouté. Heureufement cette caufe fut bientôt découverte & auffi-tôt proscrite,

MAIS ce n'étoit point affez d'avoir éloigné de nos malades tous ces métaux deftructeurs ; il falloit pour les garantir d'une mort prochaine, ébranler, arracher & chasser de leurs corps cette prodigieuse quantité de molécules métalliques amoncelées, cantonnées &, pour ainsi dire, clouées dans les parois de l'estomac & des intestins, ainsi que dans plusieurs autres replis membraneux; & pour opérer cet effet salutaire, l'on avoit besoin des efforts de l'art les plus redoublés & les plus puissants. La grandeur du mal exigeoit une extrême célérité. La mere n'avoit presque point été évacuée par les lavements. L'on ne pouvoit plus s'attendre au rétablissement des règles chez la fille; d'ailleurs, la saignée du pied qui avoit été faite, pouvoit en être le supplément. Les adoucissants & les émollients avoient fait plus de mal

mal que de bien , le bain feul avoit été fuivi d'un foulagement paffager.

Les douleurs que fouffroient l'une & l'autre, étoient énormes. Il leur fembloit que l'eftomac & les inteftins fuffent percés , ou déchirés, ou rongés. Elles fentoient de tems en tems une efpéce de renverfement ou de mouvement rétrograde dans le canal alimentaire , & ce mouvement leur paroiffoit quelquefois femblable à celui d'un animal marchant & grimpant. Elles fe plaignoient prefque toujours d'une efpéce de ferrement & d'embarras , accompagnés d'une pulfation, & ce double fentiment avoit furtout fon fiége dans toute la partie du ventre depuis l'eftomac jufqu'au nombril. Toute la capacité étoit plutôt affaiffée qu'éle-

I. Partie D

vée; la preſſion n'augmentoit preſque pas la douleur.

Le genre nerveux étoit ſingu-
liérement affecté. Elles eurent
toutes deux des tiraillemens dans
la face, & ſurtout des douleurs
vives aux bras, aux jambes, à la
poitrine & au dos. La reſpiration étoit ſouvent gênée & comme ſerrée. Les nauſées & les vo-
miſſemens ſe ſuccédoient toujours; l'inſomnie étoit perpétuelle; les urines, la langue & le
pouls étoient tels que je les ai
dépeints; les malades ne ſen-
toient ni ardeur, ni ſoif; elles
avoient rarement un peu de mal
à la tête; la peau étoit ordinairement ſéche, quelquefois cependant il y avoit une légére
expreſſion de ſueur. Le viſage
étoit pour l'ordinaire pâle & défi-
guré, & de tems en tems ſurmonté

d'un peu de rougeur ; l'œil étoit creux & entouré d'un cercle livide, le regard triste & lugubre, tout le corps dans une agitation & une inquiétude perpétuelles, & l'esprit dans l'abbattement, la consternation & le désespoir.

La petite fille n'étoit point dans cet état lamentable ; elle avoit de tems en tems des maux de cœur & des vomissements, & souffroit des douleurs quelquefois assez vives, & le plus souvent supportables dans l'estomac & dans les entrailles. Les jambes même & les bras lui firent quelquefois un peu de mal. Elle fut, sans contredit, moins affectée que les deux autres, mais elle eut évidemment la même maladie dans le fonds. L'histoire des deux garçons Jardiniers, alors encore souffrants, dont on ne m'instruifit qu'à cette feconde vifite, m'offrit deux autres exemples du même mal produit par la même caufe.

Méthode curative adoptée pour attaquer le mal connu.

L'ÉTENDUE & le fuccès de toutes mes recherches, la maturité & l'exactitude de cet examen, ne me permirent plus de douter que je n'euffe à combattre ce genre de maladie qu'on appelle *la Colique de Poitou*, & qui méritoit ici plus particuliérement l'autre nom qu'on lui donne de *Colique des Peintres*. Je ne balançai plus fur la méthode que je devois adopter, pour la vaincre ; je ne voyois point affez de force & de fureté dans la plupart de celles qui ont été propofées par différents Écrivains. Je donnai avec juftice la préférence au traitement qui eft en ufage à l'Hôpital de la Charité de Paris, comme au plus accrédité & au plus sûr.

Je prévis dès-lors que, malgré l'efficacité bien connue des moyens que j'allois employer, le mal qui datoit de loin, qui avoit pour base une matiére doublement métallique & fort abondante, & qui avoit été méconnu, négligé & traité irréguliérement, m'opposeroit une grande résistance; & que je serois forcé de varier ma manœuvre, & de multiplier, pour ainsi dire, mes attaques pour pouvoir le surmonter. J'avois une crainte assez légitime, que le Verd-de-gris n'eût point été totalement dépouillé par le feu, de sa qualité âcre & corrosive que n'a point la Céruse, & qu'il ne parvînt à enflammer, ronger & détruire le tissu membraneux des entrailles, avant que

j'euſſe pû l'en arracher ; & je n'i-
gnorois pas que la voie dont j'a-
vois fait choix , pour remplir cette
indication capitale , n'étoit pas
tout-à-fait ſi ſure quand on avoit
à faire à cette ſubſtance métallique. C'étoit cependant la meil-
leure qu'il y eut à tenter contre
cette cauſe , & elle convenoit
d'ailleurs plus particuliérement,
pour enlever de l'intérieur du
corps la Céruſe qui étoit la matiére dominante , & qui par ſon
union émouſſoit ſans doute l'âcreté corroſive du Verd-de-gris avant
toute action du feu.

Seul cas où l'uſage des remédes violents eſt permis en Médecine.

IL faut en Médecine une ſorte
d'intrépidité pour oſer employer
des remedes d'une certaine violence ; mais il n'eſt jamais permis
de ſe déterminer à leur uſage,
qu'après s'être bien convaincu de

leur utilité & de l'insuffisance
des médicaments moins actifs.
Telle étoit précisément ma posi-
tion, lorsque je commençai à
attaquer le mal dont il s'agit,
selon la méthode de la Charité.

JE prescrivis d'abord en con-
séquence, les lavements purgatifs composés de Senné, de Coloquinte, de Miel mercurial, &
de deux préparations pharmaceu-
tiques qu'on appelle la Bénédicte
laxative & le Diaphœnic, & qui
font chargées de drogues aromatiques & piquantes. Ils rempli-
rent heureusement l'indication
pressante de déboucher la voie
intestinale depuis si longtems fermée. L'évacuation qu'ils excite-
rent fut prompte, vigoureuse &
abondante ; mes trois malades
rendirent une grande quantité de

bile , beaucoup d'excréments réduits en petits pelottons , & des
glaires dont les unes étoient d'un
gris foncé , d'autres teintes en
jaune , & d'autres un peu vertes.
Les entrailles furent un peu pincées tant par l'action de ces purgatifs , que par le mouvement de
toute cette matiére trop long-
tems retenue : mais cette irritation , & l'augmentation des douleurs qui en fut l'effet , furent
affez promptement appaifées par
les lavements faits avec le vin &
l'huile de noix. Je crus pouvoir
leur procurer un peu plus de calme en leur donnant une prife de
Thériaque , mais je n'ofai y joindre de l'Opium , n'ayant point
encore évacué l'eftomac. Mes
malades d'ailleurs furent réduites
au bouillon pour toute nourriture , & à la ptifanne fudorifique
pour

pour boisson. Le calme fut court & léger ; il n'y eut point de sommeil pour la mere ni pour la fille aînée ; leurs douleurs redevinrent bientôt tout aussi vives qu'auparavant. La petite fille dormit assez.

LE lendemain fut le jour consacré à l'évacuation de l'estomac, & à la premiere secousse qu'il importoit de donner à ce viscére membraneux, le premier & le principal siége du mal. Le Tartre émétique fut administré à une assez forte dose, & noyé dans une petite quantité d'eau. On fit cependant avaler quelques demi-verres d'eau tiéde dans le fort des nausées, pour accélérer & faciliter le vomissement : il fut excité à plusieurs reprises & toujours copieusement. La matiére rejettée étoit principalement bi-

I. Partie.　　　　　　　　E

Usage de l'Emétique suivi du bol cordial & calmant.

lieufe, tirant un peu plus fur le verd que celle qui couloit par le bas., & mêlée de glaires pareilles à celles que j'ai décrites ; nous y découvrîmes quelques parcelles minces d'un verd terne, qui paroiffoient être des portions des lames de la peinture du treillage. Cette opération ne fe fit point fans effort, fans fatigue & fans tiraillements douloureux. L'Emétique perça auffi par le bas, & l'on crut pouvoir favorifer cette tournure par quelques lavements fimples, En tout, ce remede procura un foulagement prompt & affez fenfible. L'agacement indifpenfable qu'il produifit, fut appaifé par le bol de Thériaque renforcé d'Opium. Les malades jouirent d'un peu de tranquillité & de fommeil pendant la nuit fuivante,

Les douleurs, les maux d'estomac, les vomissements & les
angoisses ne tarderent point à se
renouveller avec la même vivacité ; & le troisieme jour fut employé à peu près avec le même
fruit que le premier, à répéter
l'usage des lavements tant purgatifs que calmants, ainsi que du
bol cordial & narcotique.

Lavements de deux espéces répétés, & suivis du bol ci-dessus.

Il ne suffisoit pas d'avoir évacué immédiatement la voie intestinale inférieure, & d'avoir détaché de l'estomac ce qui étoit en
état de céder à une premiére impulsion ; il falloit nettoyer &
débarrasser la région supérieure
des intestins, plus complettement
que n'avoient pû le faire l'Emétique & les lavements. Il n'y avoit
qu'une purgation vive qui fût propre à produire cet effet. Elle fut

Purgation forte, suivie du bol cordial & narcotique.

E ij

donnée le quatrieme jour avec le Senné, le Diaprun solutif, le Diaphœnic & le syrop de Nerprun. L'évacuation qui la suivit, fut pour la qualité, à peu près la même que celle qu'avoient procurée les lavements, mais elle fut d'une abondance surprenante, & les glaires parurent un peu plus teintes de verd. Malgré les douleurs, la fatigue & la foiblesse occasionnées par l'action de ce purgatif violent, un soulagement assez sensible en fut l'heureux effet. L'impression qu'il avoit portée sur les entrailles fut appaisée par l'Opium associé avec la Thériaque, & la nuit qui succéda fut en général assez bonne & assez tranquille, mais non pas entiérement exempte de souffrances. Ce que je viens de raconter de ce quatrieme jour, ne concerne que la mere & la fille aînée. La plus petite, dont le cas n'exigeoit pas la même célérité, fut purgée un jour plus tard, & vomit sa médecine qui fit la fonction d'Emétique, & n'agit presque point par le bas.

LE cinquieme jour, je crus devoir accorder du relâche à mes deux premieres malades, mais le mal ne leur en donna pas ; les mêmes symptômes revinrent, quoiqu'avec un peu moins de force. On fit usage du Bol calmant & fortifiant avec un succès médiocre, & dès le lendemain je fis réitérer les lavements tant purgatifs qu'anodins, qui produisirent toujours un effet salutaire, & après lesquels la Thériaque & l'Opium procurerent un calme plus sûr, qui cependant n'alla pas

E iij

jufqu'au jour. Il fallut, le feptie-
me du traitement, frapper un
coup plus fort fur l'eftomac &
fur tout le canal alimentaire, par
le Tartre émétique qui évacua
puiffamment par le haut & par le
bas, une matiere principalement
bilieufe & d'un jaune tirant fur
le verd. Des glaires encore plus
vertes y étoient toujours mêlées,
& les déjections entraînerent conftamment des excréments réduits
en pelottons. La journée fut ter-
minée comme à l'ordinaire par
le bol narcotique & cordial.

Cette époque mérite d'être
remarquée particuliérement. Ce
ne fut point celle de la guérifon,
mais de la ceffation des douleurs
aigues de l'eftomac & du bas
ventre. La manœuvre que j'ai dé-
crite, fut affez puiffante pour arracher une certaine quantité de

la matiere métallique qui étoit le foyer du mal, & pour réduire à un dégré plus supportable, l'extension violente des fibres nerveuses. Mais la portion de matiere qui ne céda point à ses premieres secousses, étoit si fort entassée & cantonnée dans les replis membraneux forcés & dilatés, qu'il fallut les efforts les plus redoublés pour l'en déloger.

Le mal de la plus jeune fille, ayant sans doute un fonds moins abondant & moins ténace, & des symptômes évidemment moins vifs, ne fit pas une si longue résistance. La purgation qui avoit été vomie, & pour laquelle la petite malade conservoit de la répugnance, fut remplacée par l'Emétique. Ce secours employé en tout trois fois & modérément, & secondé par les lavements purgatifs

& anodins, par quelques prises de thériaque, par la ptisane sudorifique & par la diéte, opéra, dans l'espace de huit à neuf jours, une guérison parfaite.

OBS. VIII.

La malade qui en est l'objet, guérie par un vomitif.

CET exemple, digne d'attention, a ici son pendant. Une autre fille, âgée de neuf ans comme la précédente, qui étoit en pension chez la Jardiniere, ayant été exposée à la même cause, fut aussi saisie du même mal. Elle eut des maux de cœur, des vomissements & des douleurs dans l'estomac & dans toute la capacité du bas-ventre. Transférée chez son pere, celui-ci qui étoit un Maréchal, sçachant qu'on avoit trouvé un peu de Verd-de-gris dans la fontaine du Jardinier de Montrouge, attribua le mal de sa fille à ce poison, il ne voulut point des saignées ni des autres secours que proposoit le Chirurgien du village, & guérit assez promptement sa fille au moyen d'un vomitif dont j'ignore la nature & la forme, ainsi que le nombre de fois qu'il a été donné.

OBS. IX.

Soulagement du mal par l'Emétique, guérison imparfaite, & convalescence difficile.

T ANDIS que j'étois le plus sérieusement occupé du soin de mes trois malades, il m'en survint un quatriéme. C'étoit un autre garçon Jardinier très-vigoureux, qui n'étoit pas depuis bien long-tems dans la maison, mais qui y avoit été assez pour éprouver l'impression malfaisante de la cause commune qui y répandoit l'allarme. Il n'étoit point affecté fort vivement; il avoit un peu de mal-aise dans le corps, de l'embarras dans l'estomac, & des maux de cœur fréquents : il vomissoit quelquefois, & sentoit des douleurs dans tout le bas-ventre, qui n'étoient point encore aigues. Il faisoit peu d'état de son mal, & ne vouloit pas se dérober à ses occupations ordinaires. J'eus bien de la peine à lui faire prendre une seule fois l'Emétique, qui le soulagea, mais ne le guérit point. Le mal augmentant, il vint à l'Hôtel-Dieu de Paris, où il fut traité convenablement, mais où il ne fit pas un assez long séjour, pour que la guérison fût complette. S'étant présenté à la Charité quelque tems après, on refusa de l'y admettre, & on l'assura que le mal dont il se plaignoit encore dans les entrailles & dans les extrémités, étoit une impression inévitable de l'état antérieur, qui n'exigeoit pas la répétition des remédes qui avoient été déja mis en uſage, & qui ſe diſſiperoit avec le tems. Au moment que j'écris, (en Mai 1760) le malheureux eſt encore languiſſant.

Il convient à préſent de reprendre le fil de l'hiſtoire de nos deux premieres malades. Nous avons pu, ſans manquer à notre devoir, les perdre de vûe pour quelques inſtants, après les avoir délivrées de leurs plus grandes ſouffrances ; mais il ne nous eſt pas permis de les abandonner, ſans avoir fait tous les efforts poſſibles pour les conduire à une parfaite guériſon. J'ai déja fait ſentir combien de difficultés s'oppoſoient à l'exécution de ce projet. Pour parvenir à les ſurmonter, il n'y a pas eu autant de moments perdus, qu'il en a fallu pour la digreſſion utile que nous venons de faire.

Il reſtoit à nos deux malades une ſorte d'embarras fort ſingulier dans l'eſtomac & dans les inteſtins, qu'elles déſignoient tantôt ſous le nom de peſanteur, ſouvent ſous celui de ſerrement ou d'étouffement, & quelquefois comme cauſé par la préſence & le mouvement d'un corps vivant contenu dans les entrailles, ainſi que nous l'avons déja remarqué. Une douleur ſourde & obſcure ſe joignoit aſſez ordinairement à cette ſenſation, avec un battement aſſez fort dans les artéres voiſines. La région épigaſtrique & l'ombilicale étoient le principal ſiége de ce mal, qui excitoit une angoiſſe & une inquiétude perpétuelles. Les nauſées & les vomiſſements étoient preſque auſſi fréquents qu'auparavant : la pâleur étoit toujours peinte sur le visage. La respiration étoit quelquefois légérement gênée, & les extrémités assez souvent douloureuses.

Cet état, plus fort chez la mere que chez la fille, annonçoit incontestablement le poids, la fixité & la ténacité de la matiére morbifique restante. Je craignis avec raison d'être contraint d'employer des moyens tout au moins aussi violents que les précédents, pour pouvoir l'ébranler & la chasser du corps. Cependant, comme la fatigue des deux malades avoit été très-considérable, & que la fille même avoit encore craché un peu de sang par les efforts du vomissement, je crus qu'il étoit prudent d'essayer auparavant si je pourrois parvenir à détacher ce foyer métallique par un reméde plus doux, tel que la ptifanne qui fait la bafe de la purgation en ufage à la Charité, & qui eft compofée de Polypode, Cufcute, Crême de Tartre, Anis, & furtout char-gée d'une affez grande quantité de Senné, pour être convena-blement animée. La fille qui en avala trois verres, fut affez bien purgée, & médiocrement fou-lagée. La mere vomit dans l'inf-tant tout ce quelle en prit.

L'alternative del'Emétique & des purga-tifs vifs, re-prife & con-tinuée avec moins de fuc-cès dans la premiére ma-lade que dans la feconde.

JE vis alors qu'il pouvoit y avoir du danger à lambiner, & je repris courageufement l'alter-native de l'Emétique & de la potion purgative forte, l'un & l'autre toujours précédés des la-vements des deux genres, & fui-vis du bol de Thériaque & d'O-pium. Je fus contraint par la réfiftance opiniâtre du mal, de soutenir cette manœuvre hardie presque pendant tout le reste du mois de Mars, & une bonne partie de celui d'Avril, en la variant toutefois, & observant des intervalles suivant la diversité des circonstances. Les évacuations provoquées tant par les lavements que par l'Emétique & les purgations, furent extrêmement considérables, & toujours à peu près de la même nature. Les lavements calmants & le bol narcotique & cordial, produisoient assez bien leur effet; souvent même il étoit permis de retrancher l'Opium de ce dernier. La mere rendit quelquefois ses médecines par le vomissement. L'Emétique lui réussissoit mieux, surtout quand il étoit moins noyé, & à plus forte dose.

Cependant elle n'éprouvoit que des soulagements courts, les accidents reparoiſſoient toujours à peu près ſous la même face, & ſurtout le retour trop prompt du mal d'eſtomac & des entrailles, annonçoit qu'il falloit revenir à la charge. La malade ne ſe prêtoit que très-difficilement à l'uſage de la ptiſane ſudorifique, qui devoit ſeconder l'action des autres remédes, & n'en prenoit qu'une très-petite quantité. Elle étoit plutôt dans une eſpéce d'angoiſſe perpétuelle, que dans des ſouffrances vives ; & la douleur qu'elle ſentoit dans le bas-ventre, étoit ſourde. Plus l'évacuation étoit prompte, vive & abondante, plus elle étoit ſenſiblement ſoulagée ; mais la fatigue étoit toujours grande, & il falloit de tems en tems donner un court relâche.

Les règles qui parurent ſur la fin

de

de Mars à mon grand étonnement, me forcerent à lui en accorder un beaucoup plus long que ne l'auroit permis la conſtance du mal. Cet événement qui étoit arrivé périodiquement les mois précédents, fut auſſi régulier cette fois-ci dans ſon retour & dans ſa durée, & ne changea preſque rien au fonds du mal. Pour borner le progrès de celui-ci, il fallut ſe réduire pendant tout ce tems, à l'uſage du bouillon, de la ptiſane ſudorifique, & de quelques lavements laxatifs & non irritants. Une perte de ſang auroit été un ſymptôme fâcheux dans une maladie de cette nature, & cette crainte devoit faire ſuſpendre les ſecours violents conſacrés à ſa guériſon, pour pouvoir les appliquer plus ſûrement dans la ſuite.

I. Partie.   F

Malgré cette marque particuliére de vigueur dans la mere, son état étoit évidemment plus inquiétant que celui de la fille. Celle-ci avoit été plus conſtamment évacuée avec ſuccès par tous les moyens dévoués à cet uſage. Une potion en pluſieurs verres, compoſée de Caſſe, follicules de Senné, ſel de Glauber, & Agaric, & aiguiſée par une petite doſe de Tartre ſtibié, lui réuſſit aſſez bien. Elle étoit d'ailleurs plus docile, & n'avoit pas pour la ptiſane la même répugnance que la mere. Auſſi la diminution de ſon mal fut elle plus prompte, plus marquée & plus durable; & je parvins dans l'eſpace d'environ dix jours, à réduire les accidents à un point qui permit d'être dans l'inaction pendant quelque tems. La malade prenoit du

repos sans le secours de l'art ;
elle avoit un meilleur visage ,
& le ventre étoit devenu libre
naturellement , ce qui est pour
l'ordinaire d'un très-bon présage
dans cette colique. Elle se levoit
même de tems en tems, & soi-
gnoit sa mere. Mais elle n'étoit
point guérie ; elle sentoit encore
l'estomac & les intestins assez
embarrassés , toujours avec un
battement ; les maux de cœur
revenoient aussi quelquefois ; il
lui arriva même de vomir , &
l'indulgence qu'on eut de lui
accorder quelques cuillerées de
soupe, lui fut très - contraire ,
quoique placée dans la sensation
du besoin.

Nos deux malades avoient
toujours des syptômes qui leur
étoient communs ; ce double

Conformité
& différence
des deux ma-
ladies. Résis-
tance de l'u-
ne & de l'au-

F ij

tre. Confultation avec Mr. *Verdeilhan.*

embarras dans les premieres voies, cette pulfation profonde & perpétuelle, cette difpofition prochaine à la naufée & au vomiffement, & les douleurs ou les laffitudes des extrémités fupérieures & inférieures qui varioient beaucoup. Leur mal étoit le même pour le fonds ; mais il y avoit une grande différence quant au dégré, commé nous l'avons fouvent remarqué. On pouvoit raifonnablement préfumer que la fille fe tireroit heureufement de cette finiftre avanture ; mais on étoit fondé à conferver encore de l'inquiétude fur fon fort. L'exiftence opiniâtre des accidents décrits tout récemment, la foiblefe & la délicateffe de la malade y autorifoient fuffifamment. La crainte étoit bien plus légitime pour la mere ; & le mal

sembloit avoir jetté des racines
trop profondes dans ses entrailles, pour pouvoir en être extirpé
par le secours de l'art.

Je sentis qu'il falloit encore
assez de force & de courage
pour continuer la manœuvre active employée jusqu'alors, pour lui
donner quelque nouveau dégré
de vivacité , & pour amener à
bien ces deux traitements impor-
tants par leur singularité. La prudence me persuada aisément que
j'avois besoin, dans ce cas, du
concours de quelqu'un de mes
Confreres. Je fais profession de les
honorer tous , & il n'en est aucun dont je ne sois prêt à écou-
ter attentivement les avis dans
toutes les occasions : ce que l'on
doit par esprit de justice , par
respect pour la confiance du public , & par décence pour son

état. J'avois déja conféré quelquefois fur la fituation de mes malades , avec M. *Maloet* , l'un des Médecins de la Charité , Docteur d'un mérite prématuré , que je trouvai en particulier fort inftruit fur cette matiére. Je priai M. *Verdeilhan* , Médecin de Mr. le Prince de *Condé* , l'ancien des Médecins de la Charité , & mon camarade d'études , de m'aider de fes lumiéres dans ce cas intéreffant. Il vint avec moi à Montrouge , & examina avec attention mes deux malades , dont je lui rendis exactement l'hiftoire. Il reconnut bientôt le caractère de la maladie , & jugea comme moi , que fon opiniâtreté exigeoit qu'on infiftât conftamment dans la méthode déja mife en ufage , & qu'on frappât même des coups plus forts.

Nous agitâmes si nous donnerions le Mochlique ; mais, toute réflexion faite, & surtout d'après ce que M. *Verdeilhan* avoit observé de ses effets, nous en redoutâmes la violence, & nous crûmes que l'Emétique donné à une dose un peu plus forte, satisferoit également & plus sûrement à l'indication présente. La mere sortoit alors de ses règles, & nous convinmes qu'il falloit attendre quelques jours avant d'opérer vivement, comme nous le projettions.

M. *Verdeilhan* proposa un lavement avec le vin de Bourgogne seul ; il fût donné dès le soir, & jetta dans l'yvresse la malade qui parut un peu mieux le lendemain. Les lavements que j'ordonnai quelques jours après avec un mêlange de ce même vin & de l'huile de Noix, aux deux malades, produiſirenr à peu près le même effet; & il fallut dans la ſuite s'en tenir au vin ordinaire pour la compoſition de ces ſortes de remédes, afin d'éviter un état qu'elles craignoient infiniment, quoiqu'il parut ſuivi d'un peu de ſoulagement.

Uſage des Cordiaux variés. Potion émétique & purgative devenue cordiale.

AVANT la viſite de M. *Verdeilhan*, j'avois tenté, conformément à la pratique de la Charité, de ſeconder l'action des principaux remédes par des potions cordiales. La premiere, que je compoſai avec les confections Alkermes & Hyacinthe, l'Opiate de Salomon, quelques Eaux ſpiritueuſes, ſtomachiques & fortifiantes, l'eau de Scabieuſe, & le ſyrop d'Abſynthe, peſa ſenſiblement

fiblement fur l'eftomac, furtout à
la mere. J'en arrangeai une autre
avec l'Elixir de Garrus, le Stouchton, le Lilium, les eaux de
fleurs d'Orange, de Canelle orgée & de Scabieufe. Celle - ci
fut auffi utile qu'agréable pour
nos malades, parce qu'elle étoit
affortie d'ingrédients plus légers,
plus fpiritueux & plus animés
que ceux de la précédente. L'effet du vin donné en lavement,
m'engagea à leur en accorder
quelques petits coups en boiffon,
dont elles fe trouverent auffi très-
bien. Un jour, ayant prefcrit à la
mere une potion avec le Vin
émétique & le fyrop de Nerprun
noyés dans des eaux fpiritueufes,
dans la vûe d'évacuer & de ranimer en même tems, elle produifit uniquement ce dernier effet,
avec un foulagement fenfible.

I. Partie.   G

Retour aux Emétiques & aux purgatifs forts, secondés des Cordiaux & de la ptisane sudorifique. Amandement très - sensible du mal.

Tous ces cordiaux vifs sont sans doute d'une grande utilité dans des cas pareils, mais ce ne sont que des moyens subsidiaires; l'évacuation est sans contredit le point essentiel. Pour la provoquer ici d'une maniere décisive & radicale, l'alternative de l'Emétique à assez haute dose, & du purgatif vif, entremêlés des deux espéces de lavements, fut soutenue par la mere, avec quelques intervalles assez courts, jusques vers la mi-Avril. Pour la fille dont l'état n'exigeoit point une manœuvre si vigoureuse, ni si long-tems suivie, depuis la médecine composée de Casse, &c. & aiguisée par le Tartre stibié qu'elle prit sur la fin de Mars, jusques au 5. Avril, elle fit deux fois usage du vomitif à une dose plus modérée, & avala autant de fois la potion purgative forte,

Nos deux malades uferent pendant tout ce tems, & même plufieurs jours après, de la derniére potion cordiale, de la ptifane fudorifique, & de quelque peu de vin. Les derniéres évacuations furent à peu près de la même nature que les précédentes, & toujours furprenantes par leur abondance.

Le mal céda enfin fenfiblement à l'art. L'angoiffe fe diffipa, il y eut affez de repos, même fans le fecours des narcotiques; on commença à donner quelque nourriture folide à nos malades, fans inconvénient, tantôt un peu de foupe, tantôt un bifcuit avec du vin, tantôt un morceau de mouton grillé; une rôtie au vin avec la noix mufcade, que je leur accordai, leur fit autant de bien que de plaifir. Les malades fe levoient

& se soutenoient, quoique foiblement.

Symptômes rebelles. Convalescence difficile. Succès d'une potion stomachique & cordiale.

ELLES sentoient encore quelquefois de la lassitude & de tems en tems assez de douleur dans les extrémités. Le double embarras des premiéres voies, n'a disparu que très-difficilement & fort tard, & s'est changé en une sensation de foiblesse qui a été long-tems accompagnée de ce battement profond dont nous avons souvent parlé. Les malades étoient regardées comme guéries, lorsqu'elles éprouvoient encore ces deux symptômes auxquels le dégoût étoit joint, avec la foiblesse générale. Cependant elles sortoient pour aller à l'Eglise & pour se promener.

Je crus avec raison que pour accélérer leur convalescence, je devois encore travailler à relever le reſſort affoibli des fibres de l'eſtomac & des inteſtins, à exciter la ſenſation de la faim, à ranimer l'oſcillation & la contraction des ſolides, à tenir le ventre libre, & à favoriſer les autres évacuations. Il me parut que ces vûes pouvoient être heureuſement remplies par l'uſage répété trois fois par jour, à la doſe de trois cuillerées d'une potion compoſée de Vin de Kinkina, de Stouchton, d'eau de fleurs d'Orange & d'Elixir de propriété. Cette potion continuée pendant cinq à ſix jours, répondit en partie à mon eſpérance : l'appétit revint, les forces commencerent à ſe rétablir, la couleur ſe ranima, & toutes les fonctions furent rappellées peu à peu à l'état naturel.

La mere qui n'avoit pas eu juſ-

ques là le ventre fort libre, éprouva quelques tranchées avant de
rentrer en règle fur cet article fort
important dans ce cas. L'évacuation périodique ne manqua pas
de reparoître fur la fin de ce mois
d'Avril, & l'on comprend bien
que notre potion ne dut pas y
nuire. La liberté du ventre avoit
été plus promptement rétablie
chez la fille, comme nous l'avons
déja obfervé. On a vu auffi que
les fymptômes les plus violents
avoient été plutôt domptés. Mais
elle fut à proportion plus long-
tems dans cette efpéce de langueur par laquelle le mal fe termina. L'évacuation périodique,
qui, pour être réguliére, auroit
dû reparoître vers le fix Avril,
arriva à peine vers la fin de Mai.

APRÈS avoir été pendant huit à neuf jours sans voir nos malades, depuis l'heureux effet de la potion stomachique & cordiale, je leur fis une visite le 27 Avril. Leur état en tout étoit satisfaisant; mais cette foiblesse locale qu'elles sentoient encore assez fréquemment dans les premieres voies, me donnoit quelque légère inquiétude, & me faisoit craindre que malgré le traitement rigoureux que je venois d'employer, je n'eusse encore laissé en arriére quelque portion du foyer de la maladie. Je jugeai qu'il étoit convenable, pour dissiper cette crainte, d'employer pendant quelques jours, tous les matins, deux verres d'une ptisane purgative & en même-tems légèrement diaphorétique, stomachique & détersive. Je la composai avec le Miel

G iv

de Narbonne, l'Avoine entiere, les follicules de Senné, l'Esquine, les bayes de Geniévre, l'Iris de Florence, & le Crystal minéral. Ce reméde évacua doucement, abondamment & utilement.

Dès-lors la convalescence de nos deux malades cessa d'être languissante, & marcha plus rondement & plus gayement. Jusques au moment que j'écris (le 8 Juin) les forces, la couleur du visage, le sommeil, l'appétit, les évacuations, en un mot, toutes les fonctions en général, sont dans l'état naturel ; l'embonpoint ordinaire est même revenu. Mais nos deux convalescentes éprouvent encore par fois, quoique plus rarement, un léger sentiment de langueur ou de foiblesse dans les parties du bas-ventre, qui ont été si long-tems souffrantes, & cela n'est point difficile à comprendre. Elles ont aussi de tems en tems des serrements, des inquiétudes ou de vraies douleurs passageres aux extrêmités, parce que le système des nerfs a été vivement affecté ; enfin elles sentent un certain mal-aise & une pesanteur dans tout le corps aux changements du tems. Le 25 Juin, je les ai trouvées sans aucune sensation importune intérieurement, n'ayant que les jambes foibles *. Il seroit fort étonnant qu'on eût vu disparoître si promptement toute impression d'un mal si douloureux, si violent & si long, causé par le concours & un très-grand volume de deux poisons, traité si irréguliérement dans les commencements, & combattu enfin par une

* Leur rétablissement est complet, depuis plusieurs mois.

méthode nécessairement vive & irritante.

On a dû sentir que dans tout le cours de ce traitement, j'ai été contraint de varier les doses des remédes que j'ai mis en usage, suivant la diversité des circonstances, & que j'ai dû presque toujours agir plus rigoureusement pour déraciner le mal de la mere, que pour détruire celui de la fille. Mais je n'ai pas cru devoir jusqu'ici donner en détail les formules des médicaments que j'ai prescrits, pour ne point trop interrompre le fil de ma narration. Cependant, pour ne manquer à rien de tout ce qui peut éclairer même le plus légerement dans une matiere de cette importance, je vais présenter aussi exactement qu'il me sera possible, l'état cir-

conſtancié de toutes mes Ordon-
nances, tant pour les médicaments ſimples, que pour les com-
poſés.

ON a vu que le Tartre ſtibié Tartre ſti-
bié.
étoit le ſecours dont j'ai fait l'u-
ſage le plus fréquent & le plus
utile. Il a toujours été donné
étendu dans une médiocre quantité d'eau, de maniere que pour
l'ordinaire chaque grain étoit en
diſſolution dans trois ou quatre
cuillerées d'eau. La mere en a pris
dans les premiers tems quatre gr.
enſuite cinq, & enfin ſix. La
fille aînée a commencé par trois,
en a avalé quatre le plus ſouvent
dans la ſuite, & n'a été juſqu'à
cinq qu'une fois. La doſe ordinaire de la petite fille a été de
deux grains; on lui en a fait prendre une ſeule fois juſqu'à trois,

& le véhicule a toujours été un peu plus abondant. La quantité que la mere en a pris en tout, va à quarante-quatre grains, & la totalité de ce que la fille aînée en a avalé, monte à trente-deux grains. A peine en a-t-on donné en tout à la petite environ huit grains.

Lavements purgatifs. Les lavements purgatifs pour la mere, étoient composés de la maniére suivante, conformément à la méthode de la Charité :

℞. De la pulpe de Coloquinte, brisée & renfermée dans un nouet, & des feuilles de Senné. } de chacun 2 gros.

Faites bouillir dans une suffisante quantité d'eau, passez la décoction à travers un linge; ajoutez-y,

Du Miel mercurial, 2 onces.

Du Diaphœnic, 6 gros;
De la Benedicte laxative,
une demi-once.
Mêlez exactement le tout.
Soit fait un lavement qu'on donnera un peu chaud.

Pour la fille aînée, la dose de la Coloquinte fut réduite à un seul gros, & celle du Diaphœnic, à une demi-once. Les autres ingrédients furent employés dans la même quantité que pour la mere. Les lavements purgatifs pour la petite fille, ne furenr faits qu'avec un gros de Senné, un demi-gros de Coloquinte, une demi-once de Diaphœnic, une demi-once de Benedicte laxative, & une once de Miel mercurial.

QUANT aux lavements cal- Lavemens calmants.

mants, leur compofition étoit
fimple. C'étoit un mêlange de
parties égales de bon vin rouge
& d'huile de noix, que l'on injec-
toit un peu tiéde.

Potion pur-
gative forte.
Ptifane laxa-
tive.

TELLE étoit la potion purgative
forte, tant pour la mere que pour
la fille aînée :

℞. Du Diaphœnic, une de-
mi-once ;
Du Diaprun folutif, 2 gros;
Du fyrop de Nerprun, une
once.

Faites fondre & mêlez le tout
dans fix onces de la ptifane laxative fuivante :

℞. Du Polypode....⎫
de la Cufcute....⎬ de chacun,
& du Senné.......⎭ une once.
De la crême de ⎫
Tartre & de la ⎬ de chacune
graine d'Anis....⎭ deux gros.

Faites bouillir le tout légérement dans une suffisante quantité d'eau, pour faire six poissons
de ptisane, ayant soin de n'ajouter l'Anis que sur la fin de la
coction.

Nos deux malades ne prirent
qu'une seule fois la totalité de
cette ptisanne , avec beaucoup
de répugnance. Dans la suite on
ne fit qu'un seul verre de décoction , avec un ou deux gros de
Senné , deux gros de Polypode,
un demi-gros de crême de Tartre , & une ou deux pincées d'A-
nis ; & on ajoutoit toujours le
Diaphœnic , le Diaprun , & le
syrop de Nerprun à la même dose.

On essaya une seule fois pour
la fille aînée , la médecine suivante :

℞. De la Casse en bâton con-
caſſée, trois onces ;
Des follicules de
Senné , & du ſel } de chacun
de Glauber ..... } 2 gros.
De l'Agaric, 1 gros & demi.

Faites bouillir dans une ſuffiſante quantité d'eau , pour former
quinze onces de liqueur ; après
avoir paſſé, diſſolvez un grain &
demi de Tartre ſtibié.

Soit faite une potion pour
trois priſes , qu'on aromatiſera
avec l'eau de fleurs d'Orange.

Le ſuccès en fut médiocre.

VOICI la formule de la potion vomitive , laxative & cordiale , ordonnée à la mere , &
qui eut quelque ſuccès en exer-
çant uniquement cette derniere
vertu ;

℞. Du

℞. Du vin Emetique & du fyrop de Nerprun......... } de chacun une once.

Des eaux de fleurs d'Orange, de Canelle orgée & de Mélisse fimple... } de chacune une demi-onc.

De l'eau de Scabieufe.... une once & demie.

Mêlez le tout, pour en former une potion.

LES bols calmants furent com-   Bols cal-
pofés d'un demi-gros, de deux   mants.
fcrupules, ou d'un gros de Thériaque, que l'on employa fouvent feule, comme on l'a remarqué. La dofe d'Opium que l'on y
joignit dans le befoin, furtout au
commencement du traitement,
fut d'un demi - grain , ou d'un
grain.

I. Partie,   H

LA premiere potion cordiale qui fut employée peu utilement, & qui pesa sur l'estomac, étoit ainsi arrangée :

℞. De la confection Hyacinthe, de la confection Alker-mes, de l'Opiate Salomon .... } de chacune 1 gros.

Du syrop d'Absynthe, une once ;

De l'eau de fleurs d'Orange, de Mé-lisse simple ...... } de chacune une demi-once.

De l'eau de canelle orgée, 2 gros ;

De l'eau de Scabieuse, trois onces.

Soit faite une potion à prendre par cuillerées.

LA seconde potion cordiale qui fut également utile & agréable

à nos malades, étoit composée
de cette maniére :

℞. De l'Elixir de Gar-
rus, du Stouch-
ton, de l'eau de ⎰ de chacun
fleurs d'Orange, ⎱ une once.
de l'eau de Canel-
le orgée. . . . .
De l'eau de Scabieuse, deux
onces.
Formez du tout une potion
qui sera avalée par cuillerées.

ENFIN la derniere potion cor- IIIe. Po-
diale étoit encore plus que la pré- tion cordiale
cédente, dans le goût stomachi- stomachique.
que. Telle en étoit la formule :

- ℞. Vin de Kinkina, 10 onces;
Stouchton, 2 onces;
Elixir de propriété sans aci-
de, une demi-once;
H ij

Eau de fleurs d'Orange, une once.

Faites du tout une potion, dont on prendra deux cuillerées trois fois par jour.

LA Ptisanne sudorifique fut composée pour l'ordinaire de cette façon :

℞. Esquine ..... } bien choisis &
Salsepareille . { concassés, de cha-
Gayac. .... } cun une demi-
once.

Du sel de Tartre, un gros.

Faites bouillir le tout dans deux pintes d'eau, jusqu'à la réduction à trois chopines.

Ajoutez sur la fin de la coction, du bois de Sassafras brisé, 2 gros.

De la graine de Co- }
riandre, & de celle { de chacune
d'Anis............. } une pincée.

Laissez encore infuser quelque tems le tout, & passez la liqueur qui sera la boisson ordinaire.

Il fallut varier souvent cette ptisanne, la faire plus ou moins legére, & en retrancher quelquefois certains ingrédients, pour se prêter au goût des malades.

La derniére Ordonnance que je leur fis, fut celle de la ptisanne laxative, stomachique & détersive, qui répondit parfaitement à ces trois vûes. La voici :

Ptisanne laxative, sudorifique, stomachique & détersive.

℞. Miel de Narbonne, 4 onces;
  Avoine entiére, 1 poignée;
  Esquine concassée, 1 once;
  Follicules de Senné, une
    demi-once ;
  Bayes de Geniévre légère-
    ment écrasées, au nom-
    bre de 30.

Iris de Florence concassée, trois gros ;

Cryſtal minéral, ſix gros.

Faites bouillir le tout dans une ſuffiſante quantité d'eau, pour former environ cinq chopines de ptiſanne, que l'on paſſera, & dont on donnera tous les matins, pendant quelques jours, deux verres, à la diſtance d'une heure l'un de l'autre.

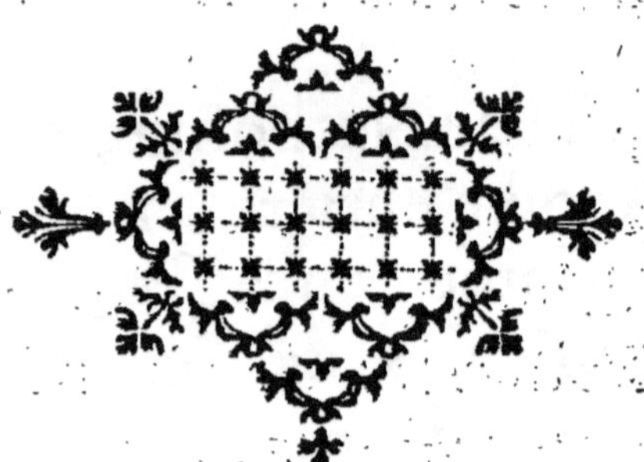

LIVRE SECOND.

Réflexions sur l'Histoire précédente.

SI l'on considére avec la plus légere attention, l'histoire que je viens d'exposer en détail, l'on se convaincra aisément que la maladie qui en est l'objet, & dont neuf personnes ont été affectées dans la même maison, est cette espéce de colique connue vulgairement sous le nom de *Colique de Poitou*, ou sous celui de *Colique des Peintres, des Plombiers & des Potiers.* Elle est ici parfaitement caractérisée par l'abbattement général, par l'embarras & la pesanteur douloureuse des premiéres voies, par les nau-

Caractere de la maladie. C'est une vraie *Colique de Poitou.*

fées & les vomiffements , par la
nature bilieufe & verdâtre des
matiéres rejettées, par la conftipation opiniâtre, par la violence
exceffive des douleurs de l'eftomac , des inteftins & de tout le
bas-ventre ; par l'extenfion de
ces mêmes douleurs aux reins ,
aux aînes , à la poitrine , au dos ,
& furtout aux extrémités fupérieures & inférieures; par l'angoiffe du corps & par la confternation
de l'ame , enfin , par l'etat convulfif ou douloureux , ou foible
& languiffant des bras & des
jambes. Il faut ajouter à ces principaux traits l'abfence de la fiévre , de la chaleur , & de la foif,
qui ne permet point de confondre ce mal avec aucune affection
inflammatoire. On l'en diftingue-
ra plus facilement , de même que
quelques coliques plus communes

nes & plus courtes, si l'on se rappelle sa longue durée, & l'état du ventre constamment plus applati qu'éminent, & presque jamais plus douloureux par la pression. Ce caractère symptomatique se trouve de plus confirmé par la résistance invincible de la maladie à tous les secours usités dans les différentes especes de colique, & par le succès avec lequel elle a été enfin combattue, au moyen de la méthode dont on est en possession déja depuis long-tems, à la Charité de Paris.

L A cause singuliere de ce mal cruel & rebelle concourt aussi à le fixer irrévocablement dans le genre que je viens de lui assigner. Il est évident que la Céruse & le Verd-de-gris en sont le principe & la matiére : ce fait ne peut

Cette Colique de Poitou est métallique.

I. Partie. I

être fufceptible d'aucun doute, après le détail circonftancié qui a précédé. La colique qui réfulte de l'action combinée de ces deux fubftances, dont l'une eft une production du plomb, & l'autre du cuivre, eft donc inconteftablement & doublement métallique. Mais eft-il d'autres efpéces de colique de Poitou, què la métallique? C'eft ce que nous ne fommes point à préfent en état d'examiner, ni de décider.

Elle eft proprement une Colique des Peintres. Avis important fur le danger du bois peint en verd, qui l'a produite.

LA Cérufe & le Verd-de-gris mêlés & unis par l'huile de Lin, formoient la peinture verte qui couvroit le bois, dont l'ufage long & multiplié a caufé tout le mal. On a donc été fondé à appeller celui-ci, *Colique des Peintres*, dans l'acception la plus propre de ce mot. Ce bois ainfi mis en couleur fut employé, comme on l'a dit, à chauffer le four, à faire le feu de la cuisine, & celui du poële. C'est de cette maniére que les deux substances métalliques & malfaisantes ont été mises en jeu & se sont introduites dans l'intérieur du corps avec le pain, le potage, la plupart des autres aliments, & l'air même. Il est donc ici de notre devoir de donner au public l'avis important & salutaire, de proscrire avec soin, non-seulement le bois de treillage, mais tout autre bois, ou tout autre corps peint en verd, des différents usages capables de réduire la matiere de la peinture en vapeur, & de la mêler avec l'air que l'on respire, & avec les aliments dont on se nourrit. On ne sçauroit trop exciter l'attention

I ij

du public sur un danger qui jusqu'ici ne lui avoit point été connu, ou qui du moins ne lui avoit
point été annoncé authentique-
ment & par écrit.

Les faits dont j'ai présenté
un récit fidéle, ne font pas les
feuls qui autorifent la crainte
que je veux infpirer, & le confeil que je donne. Je tiens de
plufieurs perfonnes refpectables,
l'hiftoire fuivante.

Des Treillagers du Roi, dont
l'habitation étoit voifine de la
maifon de campagne de Madame
la Comteffe de *Vaffé*, à Marly,
chaufferent le four avec du bois
de treillage peint en verd. Prefque
tous ceux qui mangerent du pain
cuit dans ce four, furent empoi-
fonnés, & fouffrirent dans l'eftomac & dans les entrailles, des
douleurs d'abord fourdes & lan-

guiſſantes, mais enſuite les plus violentes & les plus cruelles, accompagnées de nauſées, de vomiſſements, de tiraillements convulſifs & douloureux dans les extrémités. Trois hommes & deux jeunes garçons en périrent. Pluſieurs femmes, après avoir été fort malades, eurent le bonheur d'échapper au danger. On ne connut ni le mal, ni ſa cauſe. Madame de *Vaſſé* qui la ſoupçonna, força le Chirurgien à faire l'ouverture d'un des cadavres. On trouva pluſieurs taches livides & noirâtres dans l'eſtomac & dans les inteſtins. Voilà tout ce que j'ai pu recueillir juſqu'ici de cette hiſtoire, qui reſſemble fort à celle que j'ai détaillée. Je ne doute point que le mal dont cinq perſonnes ont été les victimes à Marli, & une ſeule à Montrouge, ne foit exactement le même, & ne dépende de la même caufe. *

Danger de toutes les préparations de cuivre & de plomb pour l'ufage interne.

CE feroit ici un travail fuperflu, de s'attacher à prouver que le Verd-de-gris, & toûtes les préparations de plomb prifes intérieurement, font des poifons. C'eſt une vérité établie & recon-

* Madame la Comteſſe de *Vaſſé* toujours obligeante & attentive à ce qui peut intéreſſer le bien public, a eu la bonté de faire venir toût récemment chez elle le Chirurgien, & de le queſtionner fur ce fujet important, en préfence de M. l'Abbé *Pluquet*. On a fçu par-là qu'outre les taches livides de l'eſtomac & des inteſtins, on avoit trouvé dans le cadavre ouvert, les glandes du méfentère embarraſſées, & obſtruées. J'ai appris par la même voie, qu'on avoit découvert dans une partie du four une efpece de couche verdâtre; que l'un des malades avoit été guéri parfaitement à la Charité; & qu'un autre, traité moins heureufement à Marly, étoit reſté avec une efpece de paralyfie imparfaite aux mains. M. de *Dieſt*, mon Confrere, qui fut confulté dans le tems

nue aujourd'hui de tout le monde un peu inſtruit. Quant au premier, il a paru depuis quelques années dans les Journaux & dans les Recueils des Académies, pluſieurs Diſſertations & Obſervations qui toutes confirment le danger des vaiſſeaux de cuivre, par la raiſon que ce métal ſe laiſſe aiſément ronger & diſſoudre par les acides végétaux ;

par Madame de *Vaſſé*, m'a aſſuré avoir reconnu dans le rapport qui lui fut fait du cas dont il s'agit, tous les caractères de la Colique de Poitou, & avoir jugé qu'elle dépendoit de l'emploi imprudent qu'on avoit fait du bois de treillage peint en verd. Le doute des Treillagers & du Chirurgien, fondé ſur l'uſage antérieur & innocent du même bois, ne devroit point contrebalancer toutes ces preuves. On ſent que ce bois a pû être chargé d'une plus grande quantité de matiére métallique, qu'on a pû s'en ſervir plus long-tems, & que le four n'a point été ſoigneuſement balayé. Enfin, quand cette obſervation parallele à notre hiſtoire, en ſeroit détachée, l'authenticité de celle-ci n'en ſeroit pas infirmée.

I iv

qu'il eſt ainſi réduit en Verd-de-gris, & que ſous cette forme il devient plus corroſif & en même tems plus ouvert & plus ſoluble dans nos liqueurs, & par conſéquent plus redoutable. On peut conſulter utilement ſur cette matiere, la Theſe que M. *Thierri,* notre confrere, a ſoutenue dans nos Écoles, ſous la Préſidence de notre reſpectable ancien M. *Falconet.* Pourroit-on n'être pas frappé du généreux exemple de la Suéde, qui a proſcrit l'uſage du cuivre de la cuiſine, quoique la vente de ce métal ſoit pour elle une branche de commerce très-conſidérable ? Mais ſi l'on eſt fondé à bannir le cuivre de la cuiſine, on l'eſt autant à l'exclure de la Pharmacie interne ; & la Faculté de Paris mérite des éloges d'avoir retranché dans les derniéres éditions

de sa Pharmacopée, la pierre d'a-
zur de la confection Alkermes où
elle entroit autrefois. Cette pierre,
de l'aveu de tous les Chymistes,
contient avec une matiere pyri-
teuse, un peu de cuivre mêlé de
quelques parcelles d'argent &
même d'or; certains Naturalistes
pour cette raison, la désignent non-
seulement sous son nom ordinaire de *Lapis lazuli*, mais encore sous celui de *Jaspis cæru-
leus & cuprifer*.

Pour ce qui concerne le plomb,
on seroit d'abord tenté de le croire innocent, du moins ne paroît-
il point suspect de corrosion.
Mais il est aujourd'hui bien prouvé & convenu, que c'est un poison lent qui agit par son poids
énorme sur les fibres du corps
humain : on en a une démonstra-
tion complette dans l'exemple

des Plombiers, qui de tous les Ouvriers font les plus fujets à la colique métallique. On a vû la même maladie arriver par la boiffon d'une eau conduite dans des canaux de plomb, qu'on trouva incruftés. Je pourrois accumuler ici les preuves ; mais cela n'eft point néceffaire, & l'on eft affez autorifé pour confeiller avec confiance, de borner l'ufage des préparations de plomb à l'extérieur, & de ne les jamais prefcrire intérieurement.

Cet avis que j'ofe donner ici d'après les Médecins les plus éclairés & les plus prudents, eft d'autant plus utile, qu'il y y a plufieurs Ouvrages très-inftructifs & d'une grande réputation, où l'on ordonne intérieurement certaines préparations de Saturne. Tel eft le fel ou le fucre de Saturne, si fort recommandé, même par des Auteurs vivants, pour appaiser des ardeurs & des écoulements d'une certaine nature *. Telle est la teinture de ce même sucre, & du Vitriol de Mars tirée par l'Esprit-de-vin, & nommée Antiphtysique, parce qu'elle est universellement louée pour arrêter ces sueurs excessives qui épuisent les pulmoniques, ainsi que pour suspendre toute évacuation immodérée. En vain se retrancheroit-on sur la petite dose de ces compositions, pour les rendre moins suspectes. C'est toujours donner une espéce de poison, plus doux & plus lent, à la vérité, mais toujours nuisible par sa nature, & destructeur de l'organisation

* Il y a plusieurs exemples de colique & de paralysie, occasionnées par l'usage de ce sel. L'impuissance en a été quelquefois le funeste fruit.

* I

animale. C'est par conséquent se rendre coupable d'une témérité, qui ne peut être excusée que par la pureté de l'intention.

Je pousserois même le scrupule là-dessus, jusqu'à craindre, pour la sûreté publique, l'usage où l'on est de construire avec le plomb les canaux qui transportent l'eau que nous buvons. Je sçais bien que pour l'ordinaire, il n'arrive point d'accident fâcheux quand ces conduits sont bien entretenus, qu'ils sont libres, que l'eau n'y croupit point, & que cette eau est d'une bonne qualité, & nullement altérée par aucun mélange. Mais lorsque ces tuyaux sont bouchés en partie, encroutés & mal propres, que l'eau y séjourne, & que cette eau est chargée d'une assez grande quantité d'acide végétal ou minéral;

l'on a tout à redouter d'un liquide qui a dû mettre en diffolution, & qui porte dans fon fein
un grand nombre de parcelles du
plomb creufé d'où il découle.
Tel eft le cas qui fait le fujet de
l'Obfervation que j'ai indiquée
dans cet article, & qui eft rapportée dans les Mémoires de
l'Académie des Curieux de la
nature. Tel eft celui qui arriva à
une maifon de campagne, où les
tuyaux de plomb avoient été négligés ; l'eau qu'ils fournirent,
donna la mort à deux ou trois
domeftiques, & en rendit plufieurs autres très-malades *.

* Tandis que je faifois la lecture de cet article
à M. *Macquer*, mon Cenfeur Royal, M. *Baumé*,
Maître Apothicaire & habile Chymifte qui étoit
préfent, me communiqua les faits fuivants qui
confirment admirablement mon idée fur le danger des canaux de plomb : » L'eau de la Seine,
» dit-il, n'eft pas toujours de la derniere pureté ;

La vapeur du plomb, celle du verd-de-gris, & du cuivre même, font pernicieufes. Exemples frappants qui le prouvent.

APRÈS ce que nous venons d'établir, on conviendra affez facilement que le plomb avalé

» elle détache de fes bords, dans le tems de fa
» crue, une grande quantité de terre argilleufe
» chargée de beaucoup d'acide vitriolique ; une
» partie des fubftances féléniteufes refte en
» diffolution dans l'eau. Je me fuis affuré de la
» préfence des fels vitrioliques à bafe terreufe
» dans l'eau de la Seine : 1°. en n'en faifant
» évaporer que la moitié ou les trois quarts
» d'une quantité donnée ; par le repos il s'eft
» formé une certaine quantité de criftaux félé-
» niteux : 2°. en examinant de l'eau de la Seine
» dans le tems de fa crue, cette eau la plus
» clarifiée & le mieux dépurée par le moyen
» des filtres feulement, décompofe la diffolu-
» tion de Mercure faite par l'efprit de Nitre,
» occafionne un précipité jaune qui eft un véri-
» table turbith minéral ; elle précipite égale-
» ment l'argent & le plomb diffouts dans l'aci-
» de nitreux, en poudre blanche ; ces précipi-
» tés font des vitriols d'argent & de plomb.
» Mais il paroît qu'il n'eft pas néceffaire que
» ces métaux foient diffouts préliminairement
» pour s'unir à l'acide vitriolique des félénites
» contenus dans les eaux, furtout ceux qui font
» faciles à fe ternir & à fe rouiller à leur furface
» par l'action combinée de l'air & de l'eau; puis

ou sous forme solide, ou dissout dans quelque liqueur, est très-dangereux; mais peut-être ne se persuadera-t-on pas de même que

» que j'ai remarqué que l'eau de la Seine qui
» avoit séjourné pendant quelques mois dans
» une fontaine de plomb, avoit formé contre
» les parois de cette fontaine quelques cristaux
» de sel taillés en pointes de diamants, qui,
» examinés, se font trouvés être de véritable
» vitriol de plomb. On peut attribuer l'origine
» de ce sel à la décomposition spontanée de la
» sélénite par la rouille de plomb qui tapissoit
» toute la surface de la fontaine; l'acide vi-
» triolique se sera uni au plomb avec lequel il
» a formé un vitriol particulier, tandis que la
» terre de la sélénite se sera précipitée, par la
» même raison que le plomb dissout par l'acide
» nitreux, est précipité par un sel vitriolique à
» base terreuse quelconque «.

Il n'est gueres possible de se refuser à l'évidence de ces preuves. Sans doute, on me demandera quelle matiere il faut substituer au plomb, pour en construire solidement nos canaux. Peut-être faut-il donner la préférence au fer ou au grais. Mais ce n'est point à moi, & ce n'est pas ici le lieu de discuter cette question qui n'est point exempte de difficultés.

sa vapeur, en s'incorporant avec nos aliments & l'air que nous respirons, puisse être également nuisible. Pour se convaincre de cette vérité, il faut remarquer d'abord que ce métal est non-seulement le plus fusible & le plus vitrifcible de tous, mais qu'il est le plus réductible en fumée, & qu'il s'exhale réellement, & presque en totalité, à un certain dégré de feu ; qu'ainsi résout, il n'est point anéanti, mais seulement volatilisé, dispersé & suspendu dans l'atmosphère ; qu'il est alors plus propre à pénétrer partout, & qu'il passe aisément dans l'intérieur de notre corps, soit avec l'air qui en est le véhicule, soit avec la nourriture à laquelle il doit s'attacher & s'associer. Il est reconnu & prouvé par l'observation, que ce sont principalement ces exha-
laisons

laisons pernicieuses qui infectent les Plombiers, & les jettent dans les accidents les plus tristes & les plus cruels. On lit dans les Actes de l'Académie des Curieux de la Nature, l'histoire d'une colique des plus atroces, accompagnée de toux, & causée par la vapeur du plomb. Je pourrois en citer plusieurs autres exemples.

Il s'en faut de beaucoup que le cuivre se fonde, se vitrifie & s'exhale comme le plomb ; mais d'un autre côté il se laisse plus aisément ronger, dissoudre & rouiller par l'air, par l'eau, par les huiles, & surtout par tous les acides. Peut - être les trois premiers menstrues n'opèrent - ils cette dissolution que par l'acide qu'ils contiennent, comme le remarque M. *Macquer*, dans ses excellents *Eléments de Chymie.* Du

I. Partie. K

moins est-il sûr que le cuivre plus divisé & plus ouvert sous cette forme saline, ou sous l'apparence d'une rouille, est plus susceptible d'être élevé à une certaine hauteur dans l'atmosphère, surtout lorsqu'il est agité & réduit en poudre par un grand mouvement méchanique, ou raréfié & poussé par la chaleur du feu.

C'est précisément la nature du Verd-de-gris dont il s'agit ici ; on sçait que ce n'est qu'une espéce de rouille, qui est le produit d'une érosion ou d'une dissolution superficielle des lames de cuivre par l'acide du marc des raisins & du vin fermentés ensemble dans un vase où ces lames sont disposées par couches avec le marc. L'odeur particuliere & pénétrante de cette espéce de rouille verte & bleuâtre, dont la préparation n'a réussi jusqu'à

préſent que dans un ſeul canton
du Bas - Languedoc , annonce
d'une maniere non équivoque ,
la facilité extrême qu'elle a à ſe
volatiliſer. Auſſi les femmes de
Montpellier, qui s'acquittent avec
tant de diſtinction du procédé
que je viens de décrire , ont-elles
l'attention de tenir les lames d'où
elles ratiſſent le verdet avec un
couteau , fort éloignées du viſage,
& détournent ſouvent la tête ,
pour éviter une pouſſiere pernicieuſe qui s'en éleve. Celles qui
par étourderie ou par diſtraction ,
négligent cette précaution importante , ſont ſouvent ſaiſies d'une
toux fort opiniâtre , & tombent
quelquefois en conſomption. Les
exemples de colique ſont plus rares , ſans doute , à cauſe de la
trop petite quantité de Verd-de-
gris qui deſcend avec la ſalive

K ij

dans les premieres voies. On ne peut gueres foupçonner qu'ils ayent été mal obfervés dans une Ville remplie de fi bons Obfer-vateurs.

La précaution qu'on a dans toutes les boutiques de Pharma-cie, de couvrir bien exactement avec une peau le mortier où l'on pulvérife le Verd-de-gris, deftiné à entrer dans des compofitions pour l'extérieur, annonce affez le danger bien connu de la pouffiere qu'excite cette trituration. Tous ceux qui exercent cette branche importante de la médecine, dont la préparation des remédes eft l'objet, fçavent par expérienee & par une efpéce de tradition, qu'il arriveroit des accidents funeftes, fi le Verd-de-gris mis en poudre, agité & échauffé par le broyement, fe répandoit librement dans leurs laboratoires.

Nous pouvons ajouter ici, d'après le témoignage de *Boërhaave* & de plusieurs autres Auteurs, & surtout d'après l'expérience, que le cuivre lui-même dans sa pureté, sans avoir été entamé ou altéré par aucun mêlange, peut être volatilisé par la violence du feu, & suspendu dans l'atmosphère au grand détriment de ceux qui l'habitent. Le spectacle effrayant qu'offre le bourg de Ville-dieu-les-Poëles en basse-Normandie, au Diocèse de Coutances, est une preuve frappante de cette vérité. Une calamité publique & un deuil commun y régnent perpétuellement. On n'y voit que des corps hideux & en consomption. Leurs visages & leurs cheveux ressemblent à ceux des statues d'airain. Le vertige, la surdité, l'aveuglement, l'engourdissement de tous les sens, les

diftorfions du col , de l'épine &
des membres , le tremblement
& une foibleffe univerfelle atta-
quent indiftinctement tout le
monde, & femblent y confondre
tous les âges. Quel eft donc le
principe de ce défaftre ? La nature
métallique de l'air qu'on y refpire
& des aliments dont on s'y nourrit. Ce lieu infortuné eft habité par
un millier de Chaudroniers qui
ne ceffent d'infecter l'air, le pain
& la boiffon du venin qu'ils for-
gent eux - mêmes. Leur funefte
travail n'eft interrompu par aucun
repos. Des fourneaux allumés
vomiffent continuellement des
flammes ; des ruiffeaux d'airain en
découlent ; on plonge de tout
côté dans l'eau le métal enflam-
mé. Une vapeur épaiffe & cui-
vreufe s'éleve de toutes parts ,
& répand au loin les maux & la

désolation. Les coups de marteaux redoublés forment une espéce de gémissement lugubre ; les maisons en sont ébranlées ; les vallées voisines en retentissent, la terre en frémit : on croiroit être dans l'antre infernal de Vulcain. N'allez pas imprudemment irriter ces malheureux Cyclopes Normands, en les interrogeant sur l'heure. Ils ne manqueroient pas de venger cet outrage, en vous lançant à la tête leurs bruyants & redoutables marteaux. J'ai emprunté cette description, imitée de *Virgile*, de la belle Thése Latine de M. *Dubois*, dont je rendrai compte dans cet Ouvage.

QUOIQUE je me sois, en quelque forte, interdit toute explication théorique, en exposant les faits sur lesquels je raisonne à

Introduction de la vapeur métallique dans l'intérieur du corps par trois voies différentes.

préfent, je n'ai pu m'empêcher d'indiquer les voies par lefquelles le poifon métallique s'eft porté dans l'intérieur du corps. Il m'a paru d'abord fenfible & évident que les deux métaux volatilifés par le feu, réduits en vapeur & renfermés dans le four, avoient pénétré promptement toute la maffe de la pâte, s'y étoient mêlés intimement, & par confé-quent avoient été avalés abon-damment avec le pain, & tranf-portés dans l'eftomac & dans les inteftins *. Il eft également cer-tain que la même fumée métalli-que qui s'élevoit du feu de la cui-

---

* Je ne dois point oublier qu'il peut être refté dans le four mal nettoyé quelque portion de la peinture verte qui fe fera attachée à la croute inférieure du pain : ces efpéces de lames que nous apperçûmes dans la matiere du vomiffe-ment d'une de nos malades confirmeroient cette ideé.

fine

fine, fut en partie arrêtée par le couvercle , lorsqu'il ne couvroit le pot qu'imparfaitement, qu'elle s'y accrocha , & s'y confondit avec les gouttes aqueuses & grasses qui s'y étoient sublimées avant, & qu'elle fut versée dans le vaisseau , lorsque le couvercle fut totalement ramené sur son ouverture. On ne peut douter aussi qu'une partie de cette fumée n'ait été poussée & jettée par l'atmosphère dans la marmite ou dans les autres plats découverts. Il est donc incontestable que les deux poisons dont il s'agit , sont encore descendus dans les premieres voies , avec le potage & les aliments preparés dans la cuisine.

Nous ajoutons avec assurance , que nos métaux sublimés , suspendus dans l'air que respiroit toute la maison du Jardinier de

I. Partie. L

Montrouge, étoient portés en même tems dans le larynx, dans la trachée artère, dans les branches & dans les véſicules pulmonaires ; & que s'incorporant avec la ſalive & la mucoſité, dans toute l'étendue de la bouche, ils ſe gliſſoient preſque continuellement dans le canal alimentaire avec ces liqueurs.

Il paroît que nous ne pouvons prendre un ton auſſi affirmatif, en remarquant que toute l'habitude extérieure du corps, eſt une autre voie par laquelle la vapeur métallique a pu s'inſinuer dans l'intérieur, que les tuyaux abſorbants de la peau, ſont aſſez ouverts pour l'admettre, & qu'elle eſt aſſez ſubtile pour y pénétrer. Il faut convenir que le premier mouvement eſt de ſe refuſer à cette aſſertion. Mais elle paroîtra

plus admissible, si l'on fait attention que la matiére des topiques
passe évidemment dans l'intérieur
& y produit des effets sensibles,
comme l'Opium, les Cantha-
rides, le Mercure, &c. que la
vapeur de ce dernier excite la
salivation & guérit souvent les
maux vénériens; que les corpuscules émanés de la Téreben-
thine, & répandus en assez grande quantité dans l'atmosphère,
donnent à l'urine de ceux qui y
vivent, une odeur de violettes,
comme si ce suc résineux avoit
été pris intérieurement. Si l'on
pese tous ces faits & une in-
finité d'autres analogues, on
aura moins de peine à se persua-
der que la rouille du plomb &
celle du cuivre, dont le tissu a
été ouvert par l'action de l'acide végétal qui a donné lieu à
L ij

leur formation, conservant le dégré d'impulsion, d'atténuation & de volatilité que lui communique une chaleur très-forte, puissent enfiler la même route que tant d'autres corpuscules dont l'air est chargé.

Chemin parcouru par les molécules métalliques. Leur siége. Ilestprincipalement dans les premiéres voies.

En portant un coup d'œil juste sur toutes les différentes voies par lesquelles le poison métallique s'est introduit dans le corps de nos malades, on verra clairement qu'il en est entré une plus grande quantité avec le pain, qu'avec les autres aliments, & avec ceux-ci, qu'avec l'air seul. Quant à ce qui peut avoir pénétré par les tuyaux absorbants de la peau, on est forcé de bonne foi à le réduire presque à un infiniment petit. Mais, quelle que soit la masse tant absolue que

respective des particules métalliques reçues dans l'intérieur du
corps, il importe d'examiner quel
chemin elles y ont fait, & dans
quel lieu elles se sont fixées pour
y causer tant de ravages. Je puis
assurer ici, sans crainte d'être
démenti par les gens bien instruits,
que leur principal siége s'est établi dans l'estomac & dans les
intestins.

C'est dans ce canal alimentaire
qu'à commencé le mal ; c'est-là
qu'il a continué & qu'il a exercé
sa plus grande violence ; c'est de-
là aussi que sont partis généralement comme d'un centre commun, tous les symptômes répandus dans le reste du corps. En
effet, on peut se rappeller que
la pesanteur, l'embarras, l'impression sourde de douleur dans
les premieres voies, les nausées

& les vomiſſements, joints à un abbattement univerſel, ont précédé tous les autres accidents; qu'ils ont ſubſiſté avec opiniâtreté, & n'ont été diſſipés que ſur la fin; que les ſouffrances aiguës qui s'y ſont jointes, ont occupé conſtamment toute l'étendue du tuyau alimentaire, & ſurtout l'eſtomac & les inteſtins grêles, & qu'elles ne ſe ſont étendues aux autres parties qu'irrégulierement & par intervalles. Ajoutons que le mal a oppoſé une réſiſtance invincible, juſqu'à ce que ce long canal membraneux ait été évacué par l'art, complettement & radicalement.

La raiſon eſt ici d'accord avec l'obſervation. Il eſt naturel que les molécules métalliques incorporées avec les aliments ſe ſéparent d'eux par leur poids & leur

insolubilité, du moins respective,
lorsque l'action des sucs digestifs
les dissout & les réduit en chyle,
que quelques-unes soient entraînées avec le résidu de la masse alimentaire, que les autres se mêlent
avec la mucosité qui enduit l'intérieur du canal, qu'elles s'enfon-
cent dans les petites excavations
de la tunique veloutée, qu'elles s'y
accumulent, s'y réunissent & pe-
sent comme autant de coins sur
cette membrane. Il est aisé de
comprendre que cette méchanique doit avoir lieu dans un canal
uniquement destiné à opérer la
séparation de la partie la plus douce, la plus pure & la plus fluide des
aliments, de tout ce qu'ils ont de
plus massif & de plus lourd. Il est
surtout bien évident qu'elle doit
être infiniment favorisée par toute
la structure membraneuse de ce

L iv

canal, par les circonvolutions nombreuses qu'il forme, par les replis multipliés de ses membranes les plus profondes, désignés ordinairement sous le nom de valvules, enfin, par cet enduit muqueux étendu sur toute sa surface interne.

Mais ces corpuscules métalliques sont-ils donc bornés à s'échapper avec les matiéres fécales, ou à faire corps avec la mucosité? L'entrée des veines lactées leur est-elle absolument fermée? Et ne pourroient-ils pas être transportés par cette voie jusques dans la masse du sang? Cette question mérite sans doute d'être traitée ici. Il n'est pas douteux que, puisque ces deux métaux sublimés & réduits en fumée peuvent pénétrer dans le corps par l'habitude extérieure, ils seroient en état de passer encore plus facilement dans les orifices des vaisseaux lactés, s'ils avoient conservé dans les premiéres voies cette forme de vapeur : mais il est évident qu'ils l'avoient perdue, même avant de tomber dans l'estomac, puisqu'ils ont acquis une consistance solide en entrant dans la masse du pain & des autres aliments, ou qu'ils ont été absorbés & confondus avec la salive.

Si le canal alimentaire étoit toujours plein d'un liquide poussé avec la même force que le sang l'est dans ses vaisseaux, les molécules métalliques y seroient assez agitées & divisées, pour ne pas s'y réunir & pour enfiler les veines lactées. Mais il n'en est pas ainsi : on sçait au contraire que tout ce grand tuyau dont la conformation & la struc-

ture tendent à retenir les matieres dans fa cavité, n'eft arrofé
que par des liqueurs qui y fuin-
tent doucement, qui coulent le
long des parois, & n'en rempliſ-
ſent jamais exactement tout le
diamétre. La contraction qu'il
exerce, la trituration qui s'y fait,
la chaleur qui y regne, & l'action
de l'air qui y eft contenu, ne pa-
roiſſent pas fuffire pour tenir les
molécules métalliques défunies,
& en prévenir l'incorporation
avec le marc des aliments, ou
avec la mucofité. D'ailleurs, les
orifices des vaiſſeaux lactés font
extrêmement étroits, & refufent
le paſſage à tout ce qui n'eft pas
en proportion convenable avec
leur diamétre ; ils font de plus très-
contractiles, & fe reſſerrent à
l'approche de tout ce qui peut les
irriter & les froncer ; double

raison pour en exclure les molécules métalliques.

Cependant, quelque motivée
que soit cette exclusion, quand
elle a pour objet le plus grand
nombre de ces molécules, il paroît physiquement impossible que
quelques-unes d'elles plus fines
& plus atténuées que les autres,
agitées & confondues avec le chyle, ne soient aussi entraînées avec
cette liqueur dans les veines
lactées, par le concours de toutes les puissances qui coopèrent
à la digestion, & par l'aptitude
ou l'ouverture convenable de la
part des orifices, pour les recevoir. Cela arrivera surtout, lorsque toutes ces forces réunies seront plus actives, que les sucs
digestifs seront plus énergiques,
& versés en plus grande abondance, que la contraction suc-

ceſſive du canal ſera plus vigou-
reuſe, & que toutes les circonſ-
tances ſeront plus favorables.

Suivons à préſent ces petits
fragmens métalliques dans les
voies lactées. Il eſt très-vraiſem
blable qu'ils parcourent avec
aſſez de facilité des vaiſſeaux
pleins, dont la liqueur vient de
recevoir une impulſion aſſez forte, & dont le reſſort eſt ſoutenu
par les battements alternatifs des
mailles artérielles qui rampent
dans le meſentère. Mais je crains
avec fondement, que quélques-
uns de ces corpuſcules ne s'arrêtent & ne ſe réuniſſent dans les
glandes méſentériques, où il y a
un peu plus de ralentiſſement,
& où il n'y a point de tiſſu muſ-
culaire propre à accélérer le cours
des liqueurs, comme on l'avoit
cru. La tumeur ſuppurée qu'on

a trouvée quelquefois dans ces glandes par l'ouverture du cadavre des malades morts de colique métallique, autorise fort cette idée, de même que ce sentiment profond de pesanteur & d'embarras, accompagné de battement, dont nos malades se sont plaints si long-tems, même après les évacuations les plus complettes. On pourroit aussi d'après ce symptôme, soupçonner avec raison, que ces corpuscules métalliques ayant à monter perpendiculairement contre leur propre pesanteur du réservoir de Pecquet dans le canal thorachique, s'accumuleront aisément dans le premier, & deviendront plus massifs par leur réunion.

Malgré toutes les difficultés que ces corpuscules ont à vaincre pour se porter par le canal thorachique jusques dans la masse du sang, je suis persuadé que le plus grand nombre, & principalement les plus subtils, y parviennent enfin avec le chyle. Alors le torrent de la circulation les emporte aisément, les agite, les tient éparpillés, & ne leur permet pas de peser sur les parois des vaisseaux sanguins, au point de nuire sensiblement. Bientôt ce même torrent & toute la force oscillatoire du systême artériel, sans doute légerement sollicitée par leur contact, les poussent dans les derniers recoins des canaux lymphatiques & des autres sécrétoires, surtout vers les parties les plus éloignées du centre du mouvement, les plus foibles & les moins résistantes, & par conséquent vers les extrémités.

Quant aux atômes métalliques portés dans la masse du sang par les absorbants cutanés, ou par les voies de la respiration, ils doivent sans contredit éprouver le même sort; mais ceux qui pénétrent par la trachée artère, par les bronches & par les vésicules pulmonaires, sont en partie retenus par l'humeur visqueuse qui tapisse la cavité de ces canaux aériens.

APRÈS avoir recherché avec assez de soin la route & le siége des particules métalliques dans l'intérieur du corps, il convient de développer autant qu'il est possible, leur action physique sur les parties qu'elles parcourent ou qu'elles occupent. Mais pour procéder avec succès à cet examen important, un retour prélimi-

naire fur la nature des deux fubftances dont il s'agit, paroit indifpenfable.

L'une a pour bafe le plomb,
le plus pefant de tous les métaux
après l'or & le mercure. La bafe
de l'autre eft le cuivre, dont le
poids fpécifique eft confidérable,
mais de beaucoup inférieur à
celui du plomb, le poids de l'argent tenant le milieu entre l'un
& l'autre. Pour ce qui concerne
la confiftance refpective des deux
métaux, nous avons déja remarqué que le plomb étoit extrêmement fufible, & réductible en
fumée, en chaux & en verre. Il
eft naturellement très-mou, très-
maniable, prefque point élafti-
que, & nullement fonore. Le cuivre au contraire ne fe fond, ne
fe vitrifie, & ne s'évapore que
difficilement. Il eft d'une grande
dureté,

dureté, & ne se laisse point aisément manier ; il y a peu de corps
qui ayent autant d'élasticité, &
nul n'est aussi sonore & aussi re-
tentissant que lui.

Ces deux métaux sont ici sous
la forme de rouille, c'est-à-dire
qu'ils ont été dissouts & rongés
superficiellement par un acide.
Leur tissu a été ainsi ouvert, &
ils sont devenus plus susceptibles
d'une dissolution ultérieure, &
même de sublimation ; leur mal-
léabilité est perdue, mais leurs
autres qualités primitives, telles
que la dureté & la pesanteur, sont
d'ailleurs restées à peu près les
mêmes. Quant à l'acide végétal
qui a donné lieu à la formation
du Verd-de-gris & de la Céruse,
il est exactement le même dans
l'une & dans l'autre opération,
quoiqu'il soit employé différem-

I. Partie.   M

ment ; & cet acide est très-propre par sa nature à concourir avec
la chaleur, à la volatilisation des
deux métaux auxquels il est joint.
Les composés qui résultent de
ces deux combinaisons, doivent
donc se ressembler par l'identi-
té de cet acide, & par les qualités communes aux deux métaux ; mais ils doivent différer
extrêmement par les caractères
propres & distinctifs de l'un & de
l'autre de ces derniers.

Ainsi la Céruse est une substance très-lourde, blanche, fria-
ble, tendre & souple au toucher,
d'un goût insipide & terreux,
ou légerement douceâtre & as-
tringent, & dont on se sert ex-
térieurement en médecine, pour
engourdir les parties solides,
pour en rabbattre les oscillations,
pour tempérer, rafraichir & des-

sécher. Le Verd-de-gris est un corps moins pesant, de la couleur désignée par son nom & approchant un peu du bleu, ramassé en grumeaux friables, moins doux au tact, d'une odeur assez sensible & qui lui est particuliére, d'un goût âcre, piquant & corrosif, & qu'on employe en médecine, surtout pour l'usage extérieur, quand il s'agit de déterger vivement, de ronger, & de détruire des callosités ou des fungosités. Telle est la nature des deux substances dont il s'agit ici, à quoi il faut ajouter que la premiere ne paroît pas avoir acquis beaucoup plus d'aptitude à se volatiliser, que l'on n'en remarque dans le plomb, & que la seconde est infiniment plus susceptible de sublimation que le cuivre même.

Mais comme leur action sur

l'organisation intérieure de nos malades, dépend de leur réunion, il ne suffit point de les avoir considerées séparément ; il faut de plus examiner si leur mêlange ne seroit pas le principe de quelque altération particuliere capable de rendre leur impression sur le corps très-différente. On conviendra d'abord fort aisément, que la Céruse & le Verd-de-gris étant broyés & confondus, forment ensemble un tout dans lequel il n'y a aucune incorporation réelle, mais seulement une juxta-position des parties. L'acide étant le même dans l'une & dans l'autre, il n'arrivera sûrement aucune décomposition ; il ne paroit pas que l'intermede qui les lie puisse en opérer aucune : on se souvient sans doute que c'est l'huile de Lin.

Il est donc très-naturel de pen-
ser que la peinture qui résulte de
l'union de ces trois corps, parti-
cipe de leur nature & de leurs
qualités, à proportion de leur
masse respective. Mais la Céruse
est sans contredit la matiére dominante, puisque sur une partie
de Verd-de-gris, il y en a vingt
de Céruse dans la couche la plus
profonde, & trois dans les deux
plus superficielles. Il faut donc
que les propriétés de la Céruse
tiennent le dessus dans cette
peinture, dont tous les ingrédients ne font que mêlés & confondus, & ne s'incorporent ni
ne se décomposent réciproquement. Cependant, comme certains attributs du Verd-de-gris
font extrêmement frappants, tels
que sa couleur & son goût âcre
& piquant, ils se font toujours

remarquer très-fenfiblement dans cette compofition , quoiqu'ils foient affoiblis & mitigés par la furabondance de la Cérufe , n'y ayant dans la totalité de la peinture , qu'un peu plus d'un fixieme de Verd-de-gris. L'huile qui fert ici de lien , enveloppe & adoucit les deux corps métalliques , émouffe l'âcreté corrofive du Verd-de-gris, & donne à toute la maffe un peu plus de légereté. On fent que cette même âcreté eft ici fort bridée , & plus particuliérement voilée par les qualités oppofées de la Cérufe.

Tel eft l'état & la confiftance de la matiére dangereufe dont il s'agit , avant d'avoir éprouvé l'action du feu : mais il eft évident que ce puiffant agent a dû y opérer des changements très-confidérables. Il n'eft pas dou-

teux que sa premiére impreffion
n'ait raréfié & dilaté toute la
maffe, n'ait ébranlé, atténué,
agité & foulevé en partie toutes
les molécules qui la compofent.
Le feu devenant plus violent, la
raréfaction, l'agitation & la divifion ont augmenté dans la même proportion, & les particules
les plus fines & les plus volatiles
de leur nature, ont commencé
à fe fublimer les premiéres. Ces
particules font, fans contredit,
les acides combinées avec nos
deux métaux, qu'elles doivent
abandonner, foit à raifon de
leur volatilité qui les rend plus
dociles à l'impulfion du feu, foit
à caufe de leur plus grande affinité avec le phlogiftique qui s'offre de toutes parts pour s'unir
à elles. Cet acide végétal n'eft
point le feul qui doive fe réduire

en vapeur si promptement ; le principe inflammable abondamment contenu dans l'huile de Lin, doit s'élever aussitôt avec presque toute la matiere qui l'enveloppe. Mais il est impossible que ces molécules acides & huileuses s'évaporent ainsi, sans entraîner avec elles quelques parcelles les plus subtiles du cuivre & du plomb, avec lesquelles les premieres sont réellement incorporées & les secondes sont exactement mêlées, & auxquelles les unes & les autres doivent par conséquent servir d'aîles pour être transportées dans l'atmosphère.

Le métal le plus pesant & le plus fixe qu'il y ait dans la nature, l'or, peut être volatilisé de cette maniére, c'est-à-dire au moyen des matiéres plus légeres auxquelles on l'associe. A plus forte

forte raison, le cuivre & le plomb se sublimeront-ils avec des corps plus volatils qu'eux, qui ont pénétré & dissout leur tissu, ou qui ont été amalgamés avec eux. L'acide végétal ainsi évaporé & chargé de quelques particules de cuivre & de plomb, formera un esprit de Vénus & de Saturne, qui sera accompagné du phlogistique contenu dans le souffre principe qui lui est uni. La plus grande partie du cuivre & du plomb reste fixe pendant cette évaporation; mais l'un & l'autre dépouillés de leur acide, se trouvent réduits à l'état d'une chaux métallique. Que devient cette chaux? Sans doute la force du feu venant à croître, secondée par l'action de l'air, & par l'impulsion du phlogistique & des acides qui s'élevent du bois, en

I. Partie.   N

volatilife une quantité confidérable, avec d'autant plus de facilité, que les parties en ont été
extrêmement étendues, divifées,
& atténuées. La portion qui n'a
point été emportée dans l'atmof-
phère fous forme de chaux, recouvre fa forme métallique par
l'incorporation du phlogiftique
que fournit ce qui refte de l'huile de Lin, mais furtout de celui
qui eft abondamment renfer-
mé dans le bois. Cette portion
ainfi remétallifée fe fublimera
très - aifément, à raifon de l'exceffive divifion & de la raréfaction où elle fe trouve dans l'inf-
tant de fa révivification.

Ce détail met en évidence la
puiffante activité du feu, & la
fingularité des effets fucceffifs
qu'il a produits fur la matiére de
notre peinture. On y voit qu'il

décompose & qu'il compose, qu'il détruit & qu'il construit, qu'il change les formes, & que surtout il est propre à volatiliser presque tout.

La vapeur acide & inflammable qui monte la premiére, se portera tout au plus haut & au plus loin, & ne se mêlera point ou en très-petite quantité avec le pain, ou avec les autres aliments. Mais la fumée calcarée & la métallique qui se confondent dans l'atmosphère, & qui ne peuvent se répandre à d'aussi grandes distances, s'attacheront aisément à la superficie de toutes ce nourritures, y retomberont plus promptement, & toujours animées par la chaleur, en pénétreront toute la masse. Ce n'est donc plus ni de la Céruse proprement dite, ni du Verd-de-gris réel & en nature,

que nos malades ont avalé avec
le pain, le bouillon, les autres
aliments, & l'air même ; mais de
la chaux de plomb, & de la chaux
de cuivre, avec une certaine portion de ces deux métaux révivi-
fiés. Nous négligeons ici cette
petite quantité d'efprit de Vénus
& de Saturne, qui a pu pénétrer
auffi dans l'intérieur du corps,
furtout avec l'air.

Action phyfi-
que de la ma-
tiere calcarée
& métallique
fur le canal
alimentaire.
Explication
des princi-
paux acci-
dents de la
maladie,

IL paroît qu'on ne peut élever
aucun doute bien fondé contre
la difcuffion chymique & analy-
tique que je viens de faire, & je
puis, d'après cette bafe pofée,
procéder avec confiance à l'explication du méchanifme par lequel les corpufcules métalliques
ont agi fur les organes intérieurs
de nos malades. J'en ai établi le
fiége principal, comme on peut

se le rappeller, dans l'estomac & dans les intestins ; j'ai prouvé & admis leur mêlange avec toute la mucosité qui enduit ce canal alimentaire ; je les ai suivis s'enfonçant & se mêlant en partie dans les intervalles creux de la tunique veloutée ; je les ai conduits enfin jusques sur la portion la plus solide de ce même velouté, & en quelque sorte sur la membrane nerveuse qui l'embrasse immédiatement.

Mais avant de prononcer sur la maniere dont ils agissent étant ainsi cantonnés, il a paru indispensable de revenir sur ses pas, pour en fixer plus positivement la nature. Cet objet est rempli, & nous sçavons aujourd'hui que la poussiere métallique portée dans toute l'étendue des premieres voies, est un mêlange de chaux de plomb, de chaux de cuivre, & d'une médiocre quantité de ces métaux régénérés.

Il est évident que cette poussiere mêlée & confondue avec la mucosité, doit lui donner une consistance beaucoup plus épaisse & plus gluante, & la rendre surtout plus pesante & plus lourde. Ainsi cet enduit auparavant doux, léger, & destiné uniquement à garantir les tuniques internes du canal de tout contact importun ou douloureux, devient une masse incommode, & un poids dangereux qui presse toutes les membranes, qui gêne la filtration des liqueurs, qui s'oppose à la libre contraction des plans charnus, qui engourdit pour ainsi dire toutes les parties solides sur lesquelles il porte.

Il fait à peu près dans l'inté-

rieur, le même effet que produiroit au dehors un mêlange
de blanc d'œuf, de chaux de
plomb, & de plomb pulvérifés &
employés à une forte dofe ; de
chaux de cuivre & de cuivre même mis en beaucoup plus petite
quantité. On fent que ce mêlange peferoit fur la partie à
laquelle on l'appliqueroit, qu'il
y émoufferoit les mouvements,
qu'il y arrêteroit la tranfpiration,
qu'il la deffécheroit, qu'il l'étouf-
feroit pour ainfi dire. Il eft aifé
de comprendre que cet effet doit
être plus fenfible & de toute une
autre conféquence dans un canal
de la délicateffe & de la ftruc-
ture de celui dont il s'agit ici ;
& qu'il a été réellement le principe des premiers fymptômes dont
nos malades ont été affectées,
c'eft-à-dire, du fentiment d'em-

N iv

barras & de pefanteur dans l'eftomac & dans les inteftins, d'une
forte d'angoiffe intérieure, de la
couleur blanche & pâteufe de la
langue, du dégoût, de la conftipation, & même de l'abbattement général.

Cette pouffiere calcarée &
métallique en s'engageant peu
à peu plus profondément dans
le velouté, porte fur fes fibres &
fur celles de la tunique nerveufe, une preffion & une diftenfion plus fortes & plus incommodes, qui n'augmentant que
fucceffivement & par dégrés, ne
doivent produire d'abord qu'une
douleur fourde ou gravative, c'eft-
à-dire, accompagnée d'une fenfation de pefanteur; & pouffées
enfin jufqu'à une certaine violence dans des organes auffi fenfibles & auffi pourvûs de nerfs

que ceux - ci, excitent ces douleurs aigues & ces tourments affreux que nos malades ont fouf-
ferts, après avoir paſſé par un
état mitoyen entre la premiere
impreſſion douloureuſe & ce dernier excès.

Cette théorie toute fenſible,
nullement forcée, & ſolidement
fondée ſur la collection & la preffion fucceſſive des molécules métalliques, met en évidence pourquoi l'on ne voit point ici d'inflammation avec tout l'appareil
des ſymptômes qui l'accompagnent. Il faudroit pour cela qu'il
furvint dans les vaiſſeaux fan-
guins un engorgement fubit que
ne produit jamais une cauſe qui
agit lentement & par gradation.
On voit par tout ce que nous
venons de dire, que ces particules métalliques nuiſent furtout

par leur amas & par leur poids,
& que celui-ci est d'autant plus
grand, que la quantité du plomb
& de sa chaux domine.

Mais toute cette poussiere métallique qui pése ainsi sur le tissu
membraneux du canal alimentaire, & tiraille si violemment
les fibres nerveuses, est-elle entiérement dépourvue d'âcreté, &
ne seroit-elle pas propre à porter
quelque irritation particuliére ?
Cette question mérite bien d'être
éclaircie. On sent dabord, en se
rappellant ce qui a été établi dans
l'article précédent, que la réponse
doit être négative, au sujet du
plomb & de sa chaux, dont les
molécules insipides, & plus capables d'engourdir que d'agacer,
sont non-seulement les plus nombreuses, mais doivent aussi, par
par l'excès de leur poids, s'enfon-

cer dans les réplis les plus pro-
fonds. Le soupçon pourroit tomber avec plus de fondement sur
le cuivre & sur sa chaux, dont les
particules prises en général , sont
à la vérité moins pésantes , mais
elles ont en partage beaucoup
plus de dureté & de ressort. Cependant , si l'on observe que la
portion calcarée, plus abondante
que la métallique, a perdu , en
grande partie , ces deux qualités;
que les corpuscules de l'une & de
l'autre , sont portés à une extrême
division ; qu'ils sont paîtris &
amalgamés avec la mucosité , &
qu'ils sont , pour ainsi dire, enve-
loppés & dominés par les molécules saturnines : l'on se convaincra que le cuivre , en cet état ,
n'a presque point d'âcreté , &
qu'il nuit principalement par son
poids comme le plomb , & mé-

diocrement par la réſiſtance que ſa partie métallique oppoſe aux battements des parties ſolides. Cet éclairciſſement fournit une nouvelle raiſon, pour que la douleur ſoit ſourde & gravative au commencement du mal, & pour que l'état inflammatoire ne s'y joigne point, malgré les ſouffrances aigues qui l'accompagnent.

Mais on peut inſiſter ici, avec quelque raiſon, ſur la poſſibilité que le Verd-de-gris ſe regénére dans les premiéres voies, par l'union de l'acide végétal qui s'y trouve, avec la chaux de cuivre, ou par ſon action ſur le métal lui-mê-me. Il eſt ſûr qu'on n'eſt point auto-riſé à nier que cela puiſſe arriver; mais on eſt très-fondé à le réduire à peu de choſe, & vraiſembla-blement cette petite quantité de Verd-de-gris révivifié a contri-

bué à donner à la bile & à la
mucofité, ou aux glaires, la couleur verte dont elles ont été teintes dans cette maladie. Elle pourroit auffi caufer quelque érofion,
mais, pour produire cet effet, elle
trouve un grand obftacle dans la
fupériorité du plomb dont elle
eft pour ainfi dire entourée, &
vavec lequel l'acide des premiéres
voies peut fe combiner auffi facilement, & regénérer la cérufe.
On fçait que celle-ci agit furtout
comme la fimple chaux de plomb,
c'eft-à-dire, par fon poids, & que
tout au plus elle excite fur les
folides, une titillation ou une
adftriction légère dont il feroit
permis de ne pas tenir compte.

Il faut donc s'en prendre principalement à la collection fuc-
ceffive de toute cette pouffiére
métallique, à fa péfanteur énor-

me, & à la violence graduelle qu'elle exerce fur les fibres membraneufes, & furtout fur les nerfs de l'eftomac & des inteftins. C'eft le tiraillement exceffif des filets nerveux de ces organes, qui les menace d'une rupture prochaine, qui y caufe ces douleurs vives & infupportables, & qui devient le malheureux principe du defordre de tout le genre nerveux.

C'eft une vérité des plus connues en Medécine, que toutes les parties fenfibles compatiffent plus ou moins les unes aux autres, qu'elles éprouvent réciproquement une impreffion quelconque des maladies qui les affectent ; & que cette efpéce de fympathie eft dûe principalement aux organes du fentiment & du mouvement, c'eft-à dire, aux nerfs. Pour peu qu'on foit verfé en Ana-

tomie, on fçait que le canal alimentaire, confidéré dans fa totalité, eft pourvû d'un nombre
prodigieux de filets nerveux ; que
ceux-ci lui font fournis d'abord par
le nerf intercoftal & par la hui-
tiéme paire, qui communiquent
avec tout le corps ; que fa partie
fupérieure, ou l'œfophage, en re-
çoit en particulier des nerfs dor-
faux & des diaphragmatiques ;
que l'eftomac en tire auffi des
mêmes, & qu'il eft le centre du
moyen fympathique ; qu'enfin les
plexus méfentériques font principalement confacrés à toute la
longueur des inteftins, & donnent
quelques fibres à l'eftomac. Il eft
donc peu d'organes plus fenfibles
que le tuyau alimentaire, & il
n'en eft point fûrement avec lequel il ne fympathife par les nerfs.
Il eft donc impoffible qu'il foit
le théâtre des douleurs les plus

cruelles, telles que celles dont il s'agit, fans que tout le genre nerveux foit violemment ébranlé, & que tout le corps fouffre.

Il arrivera donc, dans ce cas, que toutes les fibres fenfibles acquerront un nouveau dégré de tenfion, qu'un éréthifme ou un froncement univerfel s'emparera des organes des fenfations & des mouvements, & que prefque tous les fymptômes feront du genre convulfif. Ainfi la tunique charnue de tout le canal alimentaire, embraffant immédiatement la nerveufe, & éprouvant en partie la violence que celle-ci fouffre, doit entrer la premiere dans un fpafme, c'eft-à-dire, dans une contraction forcée qui rétrécit le diametre de tout le tuyau. C'eft à ce refferrement qu'il faut attribuer l'applatiffement & la rétrac-

tion

tion du bas-ventre, qu'on obferve dans cette maladie. De-là naît auffi cette conftipation opiniâtre à laquelle concourent encore la vifcofité & le poids de l'enduit muqueux, l'épaifliffement des matiéres, & la fécherefle du canal.

Cette contraction convulfive, établie dans les premiéres voies, & d'abord exercée de haut en bas, étant accompagnée de conftipation, a dû néceffairement fe renverfer, repouffer fupérieurement l'air & les autres matiéres, caufer cette fenfation intérieure d'un ferrement ou étouffement fucceffif, d'un mouvement rétrograde, ou d'un corps animé marchant & grimpant, & exciter ces naufées perpétuelles, ces rapports & ces vomiffements prefque continuels. On fçait que ces fymptômes, & furtout le dernier, tien-

<table><tr><td>*I. Partie.*</td><td>O</td></tr></table>

nent en particulier au mouvement ſpaſmodique & inverſe du pylore & de tous les plans charnus de l'eſtomac, & à la puiſſante preſſion qu'exercent en même-tems ſur ce viſcère creux, le diaphragme & les muſcles abdominaux violemment contractés, & facilement mis en jeu par l'irritation locale dont il s'agit ici, ſoit à cauſe de leur proximité, ſoit principalement à cauſe de la communication intime de leurs nerfs & de leurs membranes, avec le canal alimentaire.

Une liaiſon auſſi étroite des plexus ſtomachiques & méſentériques, avec les plexus hépatique, ſplénique & renaux, ainſi qu'avec les nerfs lombaires, ſacrés, dorſaux, &c. & l'excès du tiraillement que ſouffrent les fibres du canal alimentaire, fourniſſent une rai-

ſon bien ſenſible de la propaga-
tion des douleurs, dans tous les
viſcéres du bas-ventre, dans les
reins, les lombes, le dos, la poitrine, & les extrêmités, de même
que de l'éréthiſme & des mouvements convulſifs qui s'excitent
dans ces parties.

On expliquera par là, avec facilité, preſque tous les ſymptômes qui ſe ſont joints à cette maladie. Le froncement ſpaſmodique des tuyaux ſécrétoires des
reins, rendra les urines claires,
& les ſuſpendra même quelquefois. Les canaux biliaires, affectés
de même, feront refluer une partie de la bile dans la maſſe du
ſang, & jauniront ainſi le teint
& les urines. Le tiſſu pulmonaire
ou le coffre de la poitrine, reſſer-
rés convulſivement, produiront
de l'oppreſſion. La criſpation des

O ij

parties inférieures obligera le sang à refouler supérieurement, & fera monter des rougeurs au visage. Cette même constriction plus particuliérement placée dans les artérioles sanguines, y gênera la circulation, & donnera lieu à une petite fiévre nervale, ou momentanée ou lente. Cependant la pression du bas-ventre n'en augmentera pas les douleurs, parce que le mal dont il est le principal siége, n'est point inflammatoire, mais convulsif.

La continuité & la vivacité des souffrances, & la tension perpétuelle du genre nerveux, exclurront à jamais le sommeil; le corps épuisé par l'insomnie ne sera point réparé convenablement par la nourriture, qui est presque toute vomie dans l'instant qu'elle est prise. La bile accumulée dans les premiéres voies, soit parce qu’elle est versée assez librement par ses canaux plus ouverts que les tuyaux aqueux que la mucosité couvre & suffoque, soit parce qu’elle est retenue par la constipation, soit parce que des causes antérieures, comme le chagrin & les veilles, en ont développé plus abondamment la matiére dans le sang, sera rejettée par le vomissement. Mais cette évacuation, quoique copieuse, ne procurera point un soulagement sensible, parce qu’elle n’entraîne pas le foyer de la maladie, trop profond, trop pésant & trop adhérent pour obéir à une légère impulsion. La portion la plus superficielle & la plus mobile de la mucosité ou des glaires, sortira de tems en tems sans fruit, par la même raison.

Les malades, privés de repos

& de nourriture, tourmentés des plus cruelles douleurs, portant dans leurs entrailles un embarras insurmontable par les mouvements de la nature & par les secours ordinaires de l'art, & sentant, pour ainsi dire, que toutes les parties de leur être tendent à leur dissolution, seront dans une angoisse & une agitation perpétuelles, & se plongeront souvent dans la désolation & le désespoir. Tel est le spectacle affligeant que présentoient à nos yeux les malades de Montrouge.

Solution de trois difficultés sur la Théorie précédente.

TOUT l'article précédent vient d'être employé à développer la force & l'action des matiéres métalliques sur les membranes du canal alimentaire, & toute la suite des effets qui doivent en résulter. Mais notre théorie, quoi-

qu'établie avec fondement & circonspection, n'est point à l'abri
de toutes difficultés. On peut observer d'abord que les corpuscules
calcarées & métalliques, agissant
par leur poids & par leur pression, & non par une âcreté
particuliére, ni par voie d'irritation, & surtout le plomb étant la
partie dominante, doivent constamment émousser le sentiment
& le mouvement dans les premiéres voies, & y causer successivement l'atonie ou le relâchement,
l'engourdissement & la paralysie,
plutôt que d'y exciter des douleurs
violentes.

Pour combattre solidement
cette difficulté, il importe de se
rappeller que le canal membraneux dont il s'agit, est extrêmement délicat & sensible ; qu'il est
flottant dans la cavité abdomi-

nale, & nullement soutenu par
les parties voisines ; que celle de
ses tuniques, qui est exposée la
première après le velouté, à l'impression extensive de la matiére
métallique, est évidemment la
plus nerveuse & la plus susceptible d'irritation ; que celle-ci, enfin, & toutes les autres, manquant
d'un appui extérieur, ne peuvent
être distendues & tiraillées jusqu'à un certain point, sans être
ménacées de déchirement, & par
conséquent, sans douleur. Ainsi
la poussiére métallique s'accumu-
lant peu à peu, s'engageant dans
les intervalles du velouté, & s'y
enfonçant de plus en plus en forme de coins, portera d'abord sur
les membranes du canal une pression & une distension incommodes
& gravatives, & parviendra successivement

sivement jusqu'à produire un tiraillement violent & douloureux.

Ajoûtons à ceci que les parcelles métalliques nuisent non-
seulement par leur poids, mais
encore par leur dureté, à raison
de laquelle les fibres solides ne
peuvent heurter contre elles, sans
être offensées par leur trop grande résistance. Il y a donc ici une
sorte d'âcreté méchanique toujours très-dangéreuse, & tendant
sourdement à la destruction de nos
organes. N'oublions pas celle qui
est attachée au peu de Verd-de-gris
révivifié par l'acide des premiéres
voies, & reconnoissons ici que
malgré les causes qui l'émoussent,
& que nous avons exposées plus
haut, elle peut exciter une certaine irritation. Il paroît que la
difficulté dont il s'agit, ne peut

I. Partie.   P

tenir contre la force des raisons
que je viens d'y opposer.

Mais on peut en former une
autre assez plausible, sur la con-
tradiction apparente qui se trouve
entre la rétraction du bas-ventre
dans cette maladie, & l'extension
violente des membranes qui sem-
bleroit devoir dilater le canal, &
par conséquent, porter toute la
capacité en dehors. Pour dissiper
cette objection, il suffit de remarquer la différence extrême qu'il y
a entre une poussiére, quelque
lourde qu'elle soit, nichée, &
pour ainsi dire, cachée dans les
intervalles creux du velouté, &
pesant sur les différents points de
la tunique nerveuse, & une matiére quelconque remplissant toute la cavité du tuyau, & agissant
uniformement sur tous les parois.
On sentira aisément que la pre-

miere pourra caufer le tiraillement douloureux dont il eft quef-
tion , par fon poids, fa dureté &
fon enchâffement cuneiforme , fi
je puis me fervir de ce terme, fans
étendre vifiblement la capacité
du canal ; & que la derniére, par
fon amas & fon abondance, produira néceffairement cette dilata-
tion fenfible, & conféquemment
l'élévation de tout l'abdomen.

D'ailleurs la contraction fpaf-
modique furvenue dans la tunique charnue , dont la nerveufe
eft enveloppée, borne legérement
la violence exercée fur les fibres
par le foyer métallique, & retré-
cit confidérablement le canal.
Excitée prefque également dans
toute l'étendue de celui-ci, elle
s'oppofe ordinairement à la collection particuliere des vents, &
au gonflement qu'ils pourroient

occasionner. D'ailleurs, comme elle est communément violente & souvent dans un sens inverse, elle fera heurter trop rudement les fibres contre les corpuscules inflexibles des métaux, forcera l'air à refluer supérieurement, & causera ainsi des douleurs plus vives, & des rapports très-fréquents.

Enfin, pour ne rien dissimuler de ce qui paroît contredire notre explication, convenons qu'on peut s'élever ainsi contre elle, avec une sorte de raison. Si le tiraillement de la tunique nerveuse va jusqu'à menacer ses fibres d'une rupture prochaine, & à exciter les douleurs les plus cruelles ; pourquoi les vaisseaux sanguins qui concourent en si grand nombre à sa structure, n'éprouvent-ils pas un dégré d'ex-

tenſion & de reſſerrement propre
à produire l'inflammation ? Cette
difficulté a été prévenue, lorſque
nous avons remarqué plus haut
que l'inflammation ne devoit ſa
naiſſance qu'à un engorgement
ſubit, & que les cauſes dont il
eſt queſtion, n'agiſſant que peu à
peu, ne pouvoient y donner lieu.

En effet, il eſt impoſſible que
les vaiſſeaux ſanguins ne ſoient
ici aſſez fortement preſſés de de-
dans en dehors, mais ils ne peuvent l'être que lentement & par
gradation. Par conſéquent, ce
qu'ils perdent de diamétre d'un
côté, ils le regagnent à meſure
de l'autre par l'impulſion du ſang
qui s'y porte. Quand même quel-
ques-uns ſeroient aſſez notable-
ment retrécis & privés en partie
de leur cavité, le ſang auroit eu
le tems de dilater un peu plus les

P iij

vaisseaux voisins, & de se frayer
une route presque toujours aussi
ample & aussi facile. Nous ne don-
nerons pas une plus grande étendue à cette réponse : elle établit
suffisamment que le mal dont il
est ici question , peut subsister
assez longtems , sans que l'état
inflammatoire s'y joigne.

Mais il faut avouer franche-
ment, que si le foyer morbifique
n'est point enlevé par quelque secours puissant , il arrivera enfin ,
que la plûpart des vaisseaux sanguins seront dans certains en-
droits, pressés & gênés au point
que le sang déja dégénéré par la
longueur & la vivacité des souffrances y croupira. L'inflammation sourde que produira la sta-
gnation d'un tel sang , compli-
quée avec l'état habituel de meur-
trissure de tous les solides , & une

eſpéce de *ſémilacération* de pluſieurs fibres, prendra bientôt la
tournûre de la gangrêne.

C'eſt ainſi que ſe ſont formées
ces taches livides ou noires qu'on
a trouvées dans le cadavre d'un
des malades morts à Marli, &
dans pluſieurs autres. C'eſt de la
même maniere que ſont ſurvenues
des ſuppurations putrides & gan-
gréneuſes qui ont terminé la vie
de quelques malades de l'Hôpital
de la Charité; & je ne doute point
que la malade morte à Montrouge n'ait péri en partie par les
mêmes effets du mal violent dont
elle fut ſaiſie inopinément.

Il étoit juſte & convenable à
tous égards de porter la plus grande attention ſur le théâtre principal du mal douloureux qui eſt le
ſujet de nos réflexions. Il importe

Action des corpuſcules calcarés & métalliques ſur les voies lactées.

Eclairciſſement ſur quel-

ques symptô-
mes particu-
liers, & cer-
taines suites
funestes du
mal.

à présent de suivre la portion de matiére morbifique qui est entrée des premieres voies dans les veines lactées. Nous avons reconnu plus haut la difficulté de ce passage, mais nous en avons prouvé la possibilité, & exposé les causes qui y concourent. Joignons à celles-ci l'action de ces Emétiques & purgatifs violents, lesquels par les fortes & réitérées secousses qu'ils occasionnent, excitent dans tout le canal & dans les organes auxiliaires voisins, des contractions plus puissantes, agitent & mêlent plus exactement toutes les matieres, détachent le foyer métallique, l'évacuent en grande partie, & doivent enfin en pousser quelques parcelles dans les orifices des vaisseaux lactés.

On a remarqué, avec raison, que ces parcelles ne pourroient

gueres s'arrêter dans ces tuyaux cylindriques toujours pleins, & battus alternativement par les arteres voisines, mais que leur rallentissement pourroit aisément avoir lieu dans les glandes méfen-tériques, surtout dans les détours anfractueux que ces canaux y for-ment, & dans leurs vésicules in-térieures. Ici, comme dans les premieres voies, les corpuscules métalliques & calcarés agiront par leur quantité ou par leur amas, par leur poids, par leur dureté, & par conséquent par une sorte d'âcreté méchanique. Ils gêneront d'abord plus ou moins, mais directement le cours de la lymphe & du chyle; ils pres-seront, étendront & grossiront tout le corps de la glande; ils meurtriront peu à peu tous les vaisseaux & toutes les fibres qui en

forment le tissu. Celui-ci étant
beaucoup moins sensible que le
canal alimentaire, la douleur qui
suivra son extension ne sera point
aigue, mais obscure & gravative,
& le malade aura constamment
une sensation profonde de pesanteur & d'embarras, malgré l'a-
bondance des évacuations.

Si une manœuvre plus active
& plus pénétrante ne déloge ces
molécules lourdes des glandes
qu'elles engorgent, bientôt le
sang & la lymphe y croupiront
plus sensiblement, les fibres tiraillées, & les vaisseaux contus se dé-
chireront, les liqueurs s'épanche-
ront & acquerront de nouveaux
dégrés de corruption par leur
extravasation. Il se formera ainsi
dans ces glandes des tumeurs
plus ou moins sanguines ou lymphatiques, des inflammations

sourdes & imparfaites, des sup-
purations d'un mauvais caractere,
des gangrenes, comme on l'a observé dans l'ouverture des cadavres.

Il est aisé de concevoir que les
fragments calcarés & métalliques, transportés jusques dans le
réservoir de Pecquet, s'y arrête-
ront & s'y accumuleront facilement, du moins en partie & sur
son fonds, quoiqu'il soit exposé
à la compression de l'aorte & des
piliers du Diaphragme ; qu'ainsi
retenus & entassés dans une poche
membraneuse & nullement charnue, ils la surchargeront par leur
masse & leur poids d'autant plus
aisément, & occasionneront ainsi
un sentiment plus interne & plus
profond de pesanteur & d'angoisse ; qu'enfin, s'ils ne sont enlevés
de là par des secousses victorieu-

fes, ils produiront tous les funestes effets que nous avons expofés,
& la rupture même de cette pré-
cieufe capfule.

Si l'on réfume exactement l'action des molécules métalliques
fur toute l'étendue du canal alimentaire, fur les glandes méfen-
tériques, & fur le réfervoir de
Pecquet, & que l'on faffe furtout
entrer en confidération ce fpafme
général qui refferre & applatit
tout le bas ventre ; on fentira que
les artéres ont bien des obftacles à
vaincre dans cette maladie, pour
diftribuer le fang dans tout l'intérieur de cette capacité ; que gê-
nées dans leurs extrémités, elles
doivent auffi être preffées dans
plufieurs points de leurs troncs ;
que l'aorte elle-même n'eft point
exempte de cette preffion incommode, & que c'eft de cette gêne

plus ou moins grande & différem-
ment variée ou placée, que naiffent ces battements importuns &
allarmants dont nos malades de
Montrouge fe font plaints fi long-
temps.

Remarquons encore ici, pour
procéder avec plus d'exactitude,
que s'il paffoit dans les voies lactées quelque portion de Verd-de-
gris régénéré, elle ne manque-
roit pas d'y exercer fon action
corrofive, & de hâter par conféquent la deftruction des vaiffeaux
& l'effufion des liqueurs.

AVANT de reporter nos regards
fur la petite quantité de molécules métalliques, qui pouffées par
des forces fupérieures, montent
par le canal thorachique, & vont
fe mêler avec la maffe du fang ;
il convient de confidérer quelle

est l'impression locale & particuliere de la vapeur métallique &
calcarée qui pénetre avec l'air
dans le larinx, la tranchée-artere
& les poulmons.

On ne peut douter que ces corpuscules, quelques fins & quelques volatils qu'ils soient, ne blef-
sent par leur dureté & leur premier
contact, le tissu tendre & délicat
des voies aëriennes ; qu'ils ne s'incorporent avec la mucosité qui
enduit l'intérieur de tous ces canaux, & qu'ils ne portent sur toutes leurs membranes une pression
propre à tirailler les fibres, & à
rétrécir les vaisseaux.

Ainsi cette vapeur dangereuse
répandra l'irritation dans toute
l'étendue des tuyaux aëriens &
des vésicules pulmonaires, exci-
tera un spasme ou un froncement
général dans toutes leurs fibres

contractiles , & surtout dans les
vaisseaux musculaires de Morga-
gni; tandisque les molécules amal-
gamées avec l'enduit muqueux,
tiennent les fibres dans un état de
pression & d'extension qui s'oppose à la contraction , qui gêne les
vaisseaux , & intercepte en partie
le cours du sang & des liqueurs.

De là doivent naître la toux ,
l'oppression , la douleur gravative
de la poitrine , la fiévre même,
& quelquefois une suffocation
subite. Le crachement de sang
doit aussi survenir très-aisément,
surtout si le Verd-de-gris volatilisé sans être décomposé portoit l'é-
crosion sur les fibres & les vaisseaux.
On sent que les effets de ces va-
peurs métalliques dans les organes dont il s'agit , doivent varier
infiniment suivant leur quantité,
leur dégré d'âcreté , leur impul-

fion , leur chaleur & leur poids,
& fuivant la difpofition particuliere de ces mêmes organes.

Si l'on rapproche l'hiſtoire de la
fille aînée du Jardinier de Montrouge, de l'explication que je viens
de donner , on la trouvera fort
éclaircie. On s'aſſurera ſurtout
que cette malheureuſe victime
reſpira avec l'air une grande quantité de vapeur métallique , puiſ-
que les effets qui en réſulterent,
furent regardés comme les ſymptômes d'une péripneumonie
& que la délicateſſe habituelle de
poitrine fut chez elle une cauſe
déterminante pour faire naître
ces accidents, & pour les rendre
plus violents. On ſe convaincra de
même, que ceux-ci n'ont pû être
conſidérés avec raiſon , comme
l'objet principal , puiſqu'ils ſe
ſont diſſipés après quelques jours

&

& qu'il n'y a jamais eu qu'une fiévre légere & momentanée ; & que dans ce cas le mal dominant & le plus conftant a eu fon fiége dans les entrailles, où il a produit les douleurs les plus aigues & des délabremens funeftes, qui, accompagnés d'un état convulfif affreux & général, ont conduit la malade à la mort.

Cette obfervation a beaucoup d'affinité avec celle que j'ai citée plus haut, d'après les Actes de l'Académie des curieux de la Nature, d'une Colique des plus atroces & d'une toux convulfive occafionnées par la vapeur du plomb. Nos autres malades de Montrouge ne paroiffent avoir reçu que fort peu de corpufcules métalliques par les organes de la refpiration, ou ils avoient ceux-ci affez heureufement conftitués,

I. Partie.   Q

pour qu'ils ne souffriffent pas fenfiblement par l'impreffion de cette dangereufe exhalaifon.

Terminons cet article en reconnoiffant que les atômes les plus déliés & les plus fubtils de nos métaux volatilifés, peuvent pénétrer par cette voie dans la maffe du fang, avec encore plus de facilité que par l'habitude extérieure du corps. Les vaiffeaux abforbants font dans l'un & dans l'autre cas, la route qu'ils enfilent; mais elle paroît ici plus ouverte & plus large, & le mélange préliminaire de ces parcelles infenfibles avec les liqueurs deftinées à être repompées, doit en favorifer l'entrée, & y entraîner les unes & les autres de compagnie.

Action des mêmes molé-

Il eft tems à préfent de rechercher avec plus d'exactitude & de précision, ce que deviennent les derniers fragments de nos métaux, transportés dans la masse du sang par la voie du chyle, ou par celle de la respiration, ou par les cutanés absorbants. On a fait sentir plus haut, avec juste raison, que ces corpuscules imperceptibles, emportés par le courant de la circulation, perpétuellement agités & écartés les uns des autres, ne se réunissent ni ne s'arrêtent dans les arteres ou dans les veines sanguines ; qu'ils ne pésent point sur ces vaisseaux d'une maniere sensible & fort incommode ; qu'ils peuvent tout au plus par leur poids & leur dureté, quelquefois même par leur âcreté, heurter un peu trop rudement les parois membraneux des vaisseaux, en rendre la contraction

cules sur le systême vasculaire, sanguin & lymphatique. Effets qui en résultent dans le systême des nerfs.

Q ij

plus forte , & ranimer la puissan-
ce oscillatoire de tout le systême
vasculaire sanguin , au point d'ê-
tre poussés & rencoignés dans les
dernieres extrémités.

En effet, la nature métallique
de ces atômes , quelques subtils
qu'ils soient , ne sçauroit jamais
leur permettre d'être assimilés à
nos liqueurs , d'être incorporés
avec nos solides , & par conséquent de se convertir en notre
propre substance. Ils sont toujours
étrangers & comme incompati-
bles avec notre organisation : chas-
sés des arteres sanguines , ils s'en-
gagent dans les lymphatiques , en
parcourent les différents ordres ,
& parviennent enfin jusqu'à ces
petits tuyaux que *Vieussens* appel-
loit les *Nevro-lymphatiques*. Ce
sont les derniers défilés de tout le
genre vasculaire; nulle part , si

on excepte les nerfs, la voie n'eſt
auſſi retrécie qu'ici ; nulle part
auſſi on ne trouve moins de reſ-
fort & de contractilité. Les molécules dont il s'agit, doivent
donc y ſéjourner & s'y accumuler plus facilement que dans tous
les rangs ſupérieurs des vaiſſeaux.

Ici, comme ailleurs, elles agiront par leur poids, leur dureté,
leur âcreté méchanique ou active,
& par leur quantité. Elles diſten-
dront, tirailleront, comprime-
ront, & ſuivant la nature de la
partie, ſon plus ou moins de ſenſibilité & d'irritabilité, la diſpoſition de ſes fibres, les nerfs plus
ou moins nombreux, le dégré de
preſſion & d'extenſion qu'ils ſouffrent, les effets varieront. Ce ſeront tantôt des douleurs vives,
tantôt des fourmillements, &
tantôt des engourdiſſements dans

les extrémités, comme chez nos malades de Montrouge. Quelquefois les nerfs seront tellement comprimés, que leur action en sera totalement interrompue, les membres tomberont en paralysie, les organes des sens n'exerceront que foiblement, ou point du tout, leurs fonctions importantes, il surviendra même un aveuglement ou une surdité.

Convenons cependant qu'une partie de ces atômes métalliques, confondus avec le sang, est souvent poussée par les battements rédoublés des arteres, immédiatement dans les canaux excrétoires, & s'échappe par cette voie. Ajoutons que ceux même qui sont retenus dans les recoins les plus reculés, peuvent être remis en mouvement par des forces supérieures & des secours puissants, circuler de nouveau, & fortir du corps par les mêmes couloirs.

S'il arrivoit que la maffe du fang fut furchargée d'un grand nombre de ces corpufcules, qu'ils ne puffent être fuffifamment évacués par les différents émonctoires; qu'entaffés & fixés dans les extrêmités vafculaires, ils ne puffent être dégagés par aucun moyen ; furtout s'ils s'étoient portés dans le cerveau & dans le principe des nerfs, on fent bien que les convulfions, la paralyfie, & l'apoplexie, conduiroient le malade à la mort.

Remarquons enfin que fi le Verd-de-gris avoit paffé dans le fang, il produiroit fur les vaiffeaux de l'irritation & de l'érofion, & donneroit lieu à tous les accidents qui peuvent dépendre de ces deux caufes. Mais il paroît que cette substance métallique, ou n'a point du tout été transmise ici en nature dans la masse des liqueurs, ou qu'elle l'a été dans une quantité infiniment petite, & par conséquent insensible.

La Colique métallique a ses quatre différents états, comme tous les autres maux. Le mouvement & le transport de la matiére qui la produit, y répandent beaucoup de variété.

Nos réflexions ont eu jusqu'ici pour objet le caractere particulier de la maladie, la nature des causes qui lui ont donné naissance, leur introduction dans l'intérieur du corps, leur différent siége, leur action physique sur nos organes, & l'explication de la plûpart des symptômes.

Il convient à présent d'observer que toute cette histoire, & l'aithiologie que je viens d'y joindre, établissent également que l'espéce de colique qui en est le sujet, a, comme presque toutes les maladies, son commencement,

son

ſon augmentation, ſon état ou ſa conſiſtance, & ſon déclin. Le mal-aiſe général, les nauſées, l'embarras & le poids de l'eſto- mac & des entrailles, les dou- leurs ſourdes & languiſſantes for- ment évidemment le premier tems ou le commencement.

L'augmentation eſt auſſi ſûre- ment marquée par les douleurs vives qui deviennent toujours plus cruelles, par les vomiſſements, les inquiétudes, l'angoiſſe, l'in- ſomnie, les tiraillements dou- loureux ou convulſifs, & autres accidents qui croiſſent chaque jour.

Lorſque ces ſymptômes, par- venus à leur dernier dégré, per- ſiſtent dans la même violence, ce tems de la maladie eſt appellé avec raiſon l'état ou la conſiſtan- ce. Enfin, lorſqu'ils commencent

I. Partie. R

à s'adoucir, que les douleurs du bas-ventre s'affoiblissent ou donnent quelque relâche, que le mal semble abandonner l'intérieur, pour se porter aux extrémités, en y causant des douleurs moins fortes, des engourdissements, des contractures, & même des paralysies, que le ventre devient libre, & la langue bonne, c'est alors ce qu'on appelle le déclin.

Quoique ces différents tems soient clairement désignés dans l'histoire de cette maladie considérée dans sa totalité, le nombre des jours qui composent chacun d'eux, varie, & les symptômes qui les accompagnent, ne sont pas toujours exactement les mêmes. Ainsi l'invasion du mal, & la légèreté des premiers symptômes, qui constituent le premier tems ou le commencement, rem-

plissent quelquefois un très-court
espace, & sont promptement suivis d'un accroissement sensible
des accidents qui ont d'abord paru, & de la jonction de plusieurs
autres ; ce qui établit certaine-
ment le second tems. La fille
aînée du Jardinier de Montrouge
parut à peine avoir passé par le
premier état, son mal se montra
presque aussitôt avec une violence
qui alloit toujours en augmentant.

Assez souvent la maladie con-
serve sa première foiblesse, &
couve, pour ainsi dire, long-tems
avant d'éclater avec plus de vivacité ; ce qui est arrivé dans tous
les autres malades de Montrouge, chez qui les trois tems sui-
vants ont été aussi fort étendus.
On n'a pas besoin de remarquer
ici que l'accroissement & la con-

fiftance font les tems les plus dangéreux.

Il n'est pas douteux qu'il n'y
ait encore de la variété dans les
fymptômes dont le mal est escorté
dans ces différents états. Ainsi les
mouvements convulsifs légers,
le vomiffement furtout, & les
douleurs aux extrémités, paroiffent quelquefois dès le premier abord, comme chez quel-
ques-uns de nos malades.

On est très-fondé à croire que
les douleurs qui furviennent aux
parties éloignées dans les premiers
tems, font la fuite du tiraillement
des nerfs qui communiquent particuliérement avec ceux qui font
en fouffrance dans le bas-ventre;
& que celles qui dans le déclin
concourent avec l'adouchement
du mal des entrailles, font dûes
au tranfport de la maticre morbifi.

que, par exemple, des molécules métalliques ; aussi ces derniéres douleurs sont-elles regardées comme de très-bon augure, par les habiles observateurs en pratique.

En effet, la contraction de l'estomac & des intestins, ainsi que celle des autres forces auxiliaires, ne peuvent gueres détacher cette matiere ennemie par leurs efforts redoublés, sans en pousser quelques parcelles dans la masse générale des liqueurs : par conséquent, les douleurs que celles-ci produiront dans les extrémités, par leur présence, seront l'effet & la marque des mouvements victorieux des organes affectés les premiers, aussi cruellement que dangéreusement.

Il est évident que les différentes puissances contractiles, excitées par les efforts salutaires de la nature, ou par l'action favorable des médicaments, occasionnent ici des déplacements de la matiere morbifique, qui quelquefois se bornent à l'étendue du canal alimentaire, tantôt se prolongent jusqu'aux voies lactées, & même jusques dans le systême vasculaire sanguin & lymphatique, & jettent ainsi une variété singuliere dans la marche de ce mal. C'est ce qu'il étoit important de remarquer ici.

On observe effectivement que cette Colique cesse quelquefois pour un tems, ou naturellement, ou par l'effet des remédes, & qu'elle reparoît ensuite ou plutôt ou plus tard, sans que le malade se soit exposé à la cause qui l'avoit produite. Sans doute, dans ce cas, une partie du foyer de la maladie a été évacuée par le vomissement ou par les selles, tandis que l'autre partie, arrachée des lieux où elle étoit cantonée, flotte dans les premieres voies pendant quelque tems, sans les importuner sensiblement, jusqu'à ce qu'elle reprenne la même place qu'elle avoit occupée, ou qu'elle porte sur d'autres points la distension successive & le tiraillement violent qui renouvelle les douleurs aigues.

Cette cessation apparente du mal ne doit donc pas en imposer. Si l'on examine attentivement le malade, on lui trouvera une sorte de mal-aise obscur, un mauvais visage, une langue encore blancheâtre, âpre, & légèrement pâteuse, du dégoût & de la constipation. Il ne faut point, en pareil cas, hésiter d'administrer encore les secours appropriés, pour prévenir le retour du mal dont on est menacé très-prochainement.

Il arrive d'autres fois que le canal alimentaire est parfaitement débarrassé de toute la matière morbifique, mais que celle-ci n'ayant point été entiérement évacuée, la portion restante a enfilé les veines lactées. Si cette portion a son séjour fixé dans les glandes mésentériques & dans le réservoir de Pecquet, le malade, à l'abri des vives souffrances, éprouvera un embarras & un poids profond, quelques douleurs sourdes, des battements, & de l'angoisse.

Si ce reste de foyer est poussé jusques dans la masse du sang, & de là dans les extrémités, celles-ci deviendront douloureuses, ou se contracteront & se racorniront, ou tomberont en paralysie; assez souvent elles passeront successivement par ces trois états.

Il faut donc, dans le traitement de cette maladie, après que
les grands coups font frappés,
& que le malade eſt délivré des
grandes douleurs, inſiſter encore
long-tems dans l'uſage des remédes actifs, propres à empêcher
que le reſte de matiére flottante ſe
fixe quelque part, & à l'expulſer
entiérement du corps.

Il eſt ſouvent fort mal aiſé
d'expliquer d'une maniere ſatis-
faiſante, pourquoi, de pluſieurs
perſonnes expoſées à la même
cauſe, les unes en ſont affectées,
les autres ne le ſont pas, quelques-unes le ſont dangéreuſement, & d'autres légèrement.
L'Hiſtoire que je commente ici,
offre la même difficulté à réſou-
dre. La différente diſpoſition des
ſujets eſt la raiſon la plus plau-

fible, & celle qui fe préfente la premiere ; mais il faut néceffairement y joindre la combinaifon de plufieurs autres circonftances.

Ainfi le Jardinier de Montrouge a pû réfifter mieux que fes filles à l'impreffion des deux métaux, par une organifation refpectivement plus forte que la leur. Mais comme fa femme, qui eft évidemment plus vigoureufe que lui, a failli à périr, & qu'il n'a été que foiblement indifpofé, on eft obligé de recourir à d'autres raifons. Il paroît que, s'il n'a point éprouvé le même danger que les autres malades, c'eft principalement parce qu'il n'a point été autant expofé à la caufe du mal, mangeant fréquemment à l'office de M. le Duc de la Valliere, & fortant très - fouvent de Montrouge, pour aller à Paris ou dans le voifinage.

Quant à la fille aînée, on a déja fait remarquer plus haut la délicatesse particuliére de sa poitrine, de ses entrailles, & de toute sa constitution, & par conséquent la facilité extrême avec laquelle ses organes ont dû être promptement & griévement offensés par l'action des métaux dont elle avala vraisemblablement une très-forte dose.

Un tempérament beaucoup plus robuste dans la mere & dans la fille cadette, a dû tenir plus long-tems contre l'impression de ces deux substances malfaisantes, & en exiger un plus grand amas, pour que le mal se manifestât dans toute sa vivacité. C'est pourquoi le commencement en a été lent & long, les autres tems ont eu une fort grande étendue, & le mal, en tout, a été aussi opiniâtre que cruel. N'oublions pas ici la fatigue extrême & les inquiétudes que nos deux malades ont essuyées pendant la maladie de la fille aînée, le régime peu régulier qu'elles ont obfervé, & le peu de fommeil qu'elles ont pris alors. Nous nous convaincrons aifément que ces circonftances ont dû jetter le trouble dans les digeftions, agiter & échauffer la maffe du fang, en altérer la confiftance, nuire à la liberté des évacuations, retenir & accumuler la bile, énerver le reffort des organes, & par conféquent, donner de nouvelles forces au mal naiffant & à fes caufes.

Il paroît que la plus petite des filles, & la jeune penfionnaire, qu'un tiffu plus tendre & plus délicat devoit, ce femble, rendre plus fufceptibles de l'im-

pression des corpuscules métalliques, en ont été beaucoup moins
affectées ; parce que leur âge les
mettoit à l'abri du travail du corps
& des peines de l'esprit, & leur
permettoit au contraire la dissipation, l'exercice, la liberté de fortir de la maison, & par conséquent l'avantage d'être moins
exposées à la cause du mal.

La derniere, plus grande que
l'autre, & un peu plus fixée dans
la maison par ses occupations,
eut le bonheur, comme on peut
se le rappeller, d'être transférée
chez son pere, & d'y être traitée
promptement & heureusement.
Il est très-probable qu'elle auroit
été dangéreusement malade, si
elle eût continué à habiter le lo-
gement du Jardinier de Montrouge, ou si elle eût été moins
bien secourue.

On ne peut diſſimuler qu'il ne ſoit étonnant & ſingulier, que la premiere qui a toujours vécu dans l'atmoſphère infecte, & qui a toujours été nourrie d'aliments chargés de molécules métalliques, ait été ſi légèrement malade, & guérie en ſi peu de tems.

Pour ce qui concerne les garçons Jardiniers, on peut ſe ſouvenir que le ſecond qui fut ſaiſi de la Colique, & qui fut ſi dangéreuſement malade, étoit un gros mangeur, qui avala, ſurtout avec le pain, une prodigieuſe quantité de nos deux poiſons, & que la conſtipation invincible par laquelle ſon mal débuta, dut néceſſairement le rendre plus long & plus grave. Les autres étoient auſſi des jeunes gens de bon appétit, qui durent par cette rai-

son être assez promptement affectés, par la quantité considéra-
ble de matiere métallique qu'ils
prirent en peu de tems avec les
aliments.

Il est surprenant qu'une grosse
fille qui servoit dans la maison,
& qui avoit respiré le même air,
& usé de la même nourriture,
n'ait point été du tout attaquée.
Il paroît que la vigueur de son
tempérament, le succès de ses
évacuations, l'exercice & la gaieté l'ont garantie de ce danger,
outre qu'elle avoit été exposée
seulement pendant un mois à la
cause du mal.

L'histoire de Marly présente un
phénomene plus singulier & plus
difficile à résoudre ; c'est que la
plupart des hommes ont péri de la
maladie, & que toutes les femmes en ont échappé, quoique ce

dernier sexe, par sa délicatesse naturelle, doive être moins propre à résister à la violence de ce mal. Pour pouvoir entreprendre l'explication de ce fait, il faudroit être mieux instruit que je ne le suis, des détails de toute l'histoire.

Causes de l'opiniâtreté du mal.

EN pesant les raisons pour lesquelles les malades ont été plus ou moins affectés, on sent pourquoi ils ont dû être plus ou moins promptement guéris. Mais il importe d'expliquer pourquoi le mal en général a été si long & si rebelle, & pourquoi les mêmes secours qui, dans l'Hôpital de la Charité, guérissent dans l'espace de huit ou neuf jours, & même de quatre ou cinq, n'ont pû produire ce salutaire effet, qu'après avoir

avoir été employés & répétés pendant long-tems.

On se trouvera fort éclairé sur
ce point, si l'on fait attention
que deux poisons ont concouru
à la naissance de cette Colique
cruelle, qu'ils ont été très-abondamment introduits dans l'intérieur du corps par toutes les voies
possibles; qu'ils se sont pendant
plusieurs mois accumulés, entassés & cantonnés dans les entrailles; qu'ils sont d'une nature
fixe, lourde & assez peu mobile,
surtout étant ainsi réunis, & que
par conséquent il a fallu des efforts & plus grands & plus redoublés, pour pouvoir les détacher.

Observons de plus que le mal
& son principe constamment mé-
connus & négligés pendant un
si long intervalle, ont eu le tems

I. Partie.   S

de se fixer plus profondément
dans les viscères. Ajoutons enfin,
que l'usage des remédes émollients & relâchants, & de la saignée, en affoiblissant le ressort
& la contraction des organes
affectés déja languissants & épui-
sés dans nos deux principales malades, par les peines de corps &
d'esprit, a dû nécessairement rendre le mal plus opiniâtre & plus
dangéreux, & la convalescence
plus difficile.

Enfin, pour ne pas entrer dans
de plus grands détails, & terminer
en peu de mots & assez clairement cet article intéressant, re-
gardons comme indubitable, que
le danger & la résistance de l'espece particuliere de Colique dont
nous traitons ici, répondent au
volume ou à la masse des molécules métalliques qui l'ont pro-

duite ; à leur poids, à leur dureté, à leur cohésion ou tenacité
respective, au tems pendant lequel elles exercent leur action
sur le corps ; à l'importance, à
l'étendue, & surtout à l'atonie
ou à la foiblesse du siége ou des
organes qu'elles occupent.

Il est aisé de voir que l'expo-
sition détaillée des symptômes
de la maladie dont il s'agit, ce
que nous avons établi sur son
genre & son caractère particulier,
& ce qui a été dit sur ses différents états, en confirment &
éclaircissent le diagnostic. Si l'on
résume ici les signes les plus constants & communs à tous nos
malades, on trouvera que cette
espece de Colique métallique
dont ils étoient affectés, étoit
marquée & parfaitement carac-

Eclaircisse-
ment sur le
diagnostic de
la Colique
métallique.

S ij

rérifée par la conſtipation la plus opiniâtre , par le ſentiment de peſanteur & d'embarras dans l'eſtomac & dans les inteſtins ; par les nauſées & les vomiſſe- ments , par la cruauté des dou- leurs dans tout le canal alimen- taire , qui d'abord avoient été ſourdes & n'étoient parvenues à cet excès, que par dégrés ; par l'applattiſſement , la rétraction & la preſſion non douloureuſe du bas-ventre ; par le tiraillement douloureux non - ſeulement des organes voiſins , mais des plus éloignés, & ſurtout des extrémi- tés ; par les trémouſſements con- vulſifs dans les mêmes parties ; par l'angoiſſe perpétuelle du corps , & la conſternation de l'eſprit ; par la nature jaune verdâtre & en partie pelottonnée des matieres évacuées ; enfin , par la pulſation profonde, de même que par la foiblesse locale dans le bas-ventre, & par les engourdissements des bras & des jambes, sur la fin du mal.

Je viens de répéter à peu près ici, ce que j'avois dit en fixant l'espece de la maladie ; mais il ne faut point rougir de donner dans quelques redites, quand il s'agit de répandre la lumiere sur un article des plus impor-tants. Il est d'abord essentiel de remarquer que la plûpart de ces symptômes pris séparément, & souvent même plusieurs ensem-ble, se rencontrent dans les au-tres especes de Colique violente ; & qu'il faut par conséquent en considérer ici la collection, la gravité, & l'ordre dans lequel ils paroissent ou se succedent, con-

formément au détail historique,
que nous en avons donné.

Ainsi rien n'est plus commun
que de voir en pratique, une
Colique accompagnée ou causée
par la constipation ; mais pour
l'ordinaire, celle-ci n'offre pas
dans ce cas une aussi grande résistance que dans le mal dont il
est question : presque toujours
elle est heureusement combattue
par des secours doux, relâchants
& légèrement laxatifs, au lieu
qu'ici il faut heurter avec les purgatifs les plus violents pour pouvoir la vaincre. Ne dissimulons
pas cependant que quelques Auteurs citent des exemples de Colique de Poitou, sans constipation ; & que par conséquent on
ne seroit pas fondé à regarder ce
signe comme perpétuel & univo-

que dans cette maladie prise en
général : je serois plus porté à le
croire tel dans l'espece métallique,
mais je ne puis l'assurer.

Le poids que les malades sentent dans les premieres voies, est
ordinairement un des premiers
symptômes, & il est assez constant dans tout le cours de cette
Colique. Il s'y joint bientôt une
douleur obscure, que l'on peut
alors appeller gravative ; mais
lorsque les souffrances sont portées à un certain dégré de violence, cette pesanteur est moins
sensible : il faut aussi convenir
que cet accident est commun à
d'autres maladies.

La sensation d'un embarras
dans l'estomac & dans les intestins, quoique variée sous plusieurs formes, peut être considérée comme perpétuelle dans cette

Colique. On se rappellera que malgré la cessation des douleurs, & le rétablissement de la liberté du ventre, elle subsista constamment jusques à une parfaite guérison. Avouons cependant que ce symptôme peut aussi se trouver dans d'autres maux ; mais il n'est nulle part avec la même continuité, si on en excepte la passion iliaque, qu'il est si facile de distinguer de notre Colique par les autres signes, & dans laquelle il ne se fait point sentir de la même maniere.

Pour les nausées & le vomissement, on sçait qu'ils accompagnent un grand nombre de maux, & notamment la Colique bilieuse, l'hystérique, la néphrétique, le Cholera - morbus, le Miserere, & plusieurs autres qui ont leur siége dans le bas-ventre : ainsi l'on n'est point autorisé à
les

les prendre séparément pour des signes absolument distinctifs de cette Colique, mais on peut les considérer comme tels réunis avec les autres.

La nature bilieuse, la couleur jaune verdâtre, & l'abondance des évacuations, de même que les glaires teintes en verd, & les petites pelottes rondes ou ovales, & souvent pointues par les deux bouts, sont plus particulieres à cette maladie qu'à toute autre, si on les prend collectivement. J'ajoute cette restriction pour plus grande exactitude, parce que dans plusieurs autres cas on voit rendre des matiéres durcies & figurées de même, & que dans la Colique bilieuse, les matieres rejettées sont assurément de la nature désignée par le nom, & dans l'hys-

I. Partie.   T

térique, elles font pour l'ordinaire vertes & porracées.

La rétraction, ou tout au moins l'applattissement du ventre, & la possibilité de le presser sans en augmenter les douleurs, méritent d'être mises au nombre des signes les plus propres à distinguer cette maladie de plusieurs autres, où l'on observe des symptômes tout-à-fait contraires. Nous ne pouvons cependant disconvenir que souvent dans la Colique convulsive ordinaire, le ventre ne soit applati ou retiré, & que la pression ne soit utile & salutaire, plutôt que d'être douloureuse. Nous devons encore avoir assez de bonne foi pour rappeller ici, qu'en comprimant certaines parties du bas-ventre, comme la région du foye, dans une de nos malades, nous augmentâmes

un peu ſes ſouffrances. Mais
outre que cela n'arriva que rarement, il faut remarquer que ce
fut plutôt une nouvelle douleur
excitée dans un organe voiſin,
qu'une augmentation de celle qui
affligeoit actuellement le vrai ſiége de la maladie, c'eſt-à-dire,
le canal alimentaire ; & nous ne
craignons pas d'aſſurer que les
deux ſignes dont il eſt queſtion,
ſont conſtants dans cette eſpece
de Colique, ſurtout dans la métallique.

L'extenſion des douleurs juſqu'aux parties les plus éloignées,
quoique commune aux autres
Coliques d'une certaine violence, eſt cependant plus propre à
celle-ci, ſurtout l'affection douloureuſe des bras & des jambes.
Les mouvements convulſifs plus
ou moins forts s'y joignent auſſi

presque toujours, & font un accident plus rare dans les autres especes.

Tous les maux vivement douloureux consternent l'ame, & jettent le corps dans l'abbattement & dans l'angoisse; mais ces deux symptômes sont un peu plus permanents dans celui-ci, puisqu'ils ne disparoissent pas même dans les intervalles où les douleurs donnent du relâche.

Le double embarras dont nous avons parlé, toujours subsistant & toujours sensible dans les entrailles, jusqu'à ce que le foyer morbifique en ait été complettement détaché, est la vraie cause de leur continuité.

Dans nos deux principales malades, une pulsation profonde se joignit à cet embarras, & persista opiniâtrément jufques à une guérifon parfaite ; & je penfe qu'elle doit être confiderée comme un autre figne propre & diftinctif de cette Colique métallique ; quoiqu'elle ne fe faffe point tant fentir dans fes deux premiers tems, que dans les deux derniers.

J'ajouterai, toujours d'après nos deux obfervations les plus fuivies, qu'une foibleffe locale très-fenfible dans tout le canal alimentaire, accompagne conftamment le déclin de ce mal.

Enfin, les engourdiffements des extrémités tant fupérieures qu'inférieures, quoiqu'ils ayent paru quelquefois avant, ont été plus fréquents & plus marqués dans ce dernier tems; & je ne doute point que la contracture ou la paralyfie de ces membres

T iij

ne fût survenue, si la cause de la maladie n'eût été aussi long-tems & aussi efficacement combattue qu'elle le fut. Personne n'ignore que le caractère le plus propre de la Colique de Poitou en général, est de se terminer ainsi, quand elle est négligée ou traitée incomplettement, si toutefois elle ne conduit pas plutôt le malade à la mort.

Cet article fera connoître au Lecteur un peu attentif, toutes les difficultés du diagnostic de cette maladie; mais il y trouvera en même tems quelque secours pour les surmonter. Je lui laisse le soin de récapituler les signes les plus constants & les plus propres, d'après la courte discussion que je viens d'en faire.

Je me contenterai de rappeller ici deux traits de lumière que

fourniſſent encore nos obſervations. Le premier conſiſte dans
l'abſence de la fièvre, de la chaleur, & de la ſoif, par laquelle
il eſt aiſé de ne pas confondre la
Colique de Poitou, & ſurtout la
métallique, avec les différents
maux accompagnés conſtamment
de ces ſymptômes.

Le ſecond eſt tiré du danger
des ſaignées & des remédes doux
& relâchants, ainſi que de l'utilité des Emétiques & des purgatifs vifs, lorſque tous ces ſecours
ont été employés avant l'arrivée
du Médecin.

On a donné, dans un des articles précédents, les marques diſ-
tinctives de chaque état ou tems
de la maladie, pour établir qu'elle
en a réellement quatre, comme
preſque toutes les autres, & pour
rendre raiſon de cette ſucceſſion,

T iv

immédiatement après l'explication théorique des symptômes : ainsi nous ne répéterons pas ici cette partie du diagnostic. Mais il ne sera point inutile de se souvenir, pour la perfection de celui-ci, de ce que nous avons observé dans le même endroit, sur la cessation & le retour de notre Colique ; ce qui servira à la distinguer des maladies qui n'éprouvent point cette alternative & ces variations.

Observations sur le pronostic.

IL n'est pas douteux que toute notre histoire, son explication théorique, & surtout les trois articles qui ont précédé le dernier, ne donnent des lumieres pour le pronostic de la Colique métallique. Sans répéter ici en détail ce que l'on a déja dit, on voit clairement que la gravité

de cette maladie répond à la
grandeur de la cauſe matérielle
dont nous avòns donné la meſure , & à la délicateſſe des ſujets ; qu'une conſtitution robuſte,
une vie active & exercée, la ſo-
briété & la gaieté de l'eſprit ,
peuvent en garantir juſqu'à un
certain point , ou du moins la
rendre plus légère & plus ſuſcep-
tible de guériſon ; qu'un tempérament extrêmement frêle peut
en être accablé en peu de jours ;
qu'en général l'inaction, les fau-
tes dans le régime , les inquiétudes & les chagrins en favo-
riſent la naiſſance, & en augmen-
tent le danger ; & qu'enfin celle
qui a été négligée, ou traitée d'une
maniere capable d'énerver le reſſort des organes , devient plus
difficile à guérir.

Il eſt également certain que le

nombre, le caractère particulier & la violence des symptômes font une excellente bouffole à confulter dans le pronoftic qu'on doit porter fur ce mal ; & que par conféquent, fon augmentation & fon état font des tems infiniment plus dangereux que fon commencement & fon déclin.

Parmi les symptômes, ceux qui tendent à fupprimer les évacuations naturelles, & furtout les plus propres à entraîner le foyer du mal, doivent être regardés comme très-redoutables. Ainfi la conftipation opiniâtre qui précède & qui accompagne cette Colique, eft un accident très-fâcheux qu'on ne fçauroit combattre trop promptement & trop efficacement : plus il y a de tems qu'elle dure, plus le mal doit être grand.

Le vomiffement, au contraire,

quoiqu'il fatigue beaucoup, & qu'il soit la suite de l'irritation & de la convulsion, est souvent un moyen de guérison, en détachant & enlevant la matiere de la maladie, comme il arriva au maître Jardinier. Il doit donc être regardé comme un effort salutaire de la nature; & lorsqu'il est insuffisant, bien-loin de le suspendre, on est forcé de recourir à l'art, pour l'exciter plus puissamment.

Plus le poids & l'embarras des premieres voies, ainsi que l'abbattement général du corps, sont grands dans le commencement, plus on a lieu de craindre que le mal ne soit douloureux, violent & opiniâtre dans la suite.

Comme l'estomac & les intestins sont le principal théâtre de cette Colique, l'intensité des accidents qui affectent ces deux organes, tels que ces douleurs atroces, ce mouvement inverse & convulsif dans tout le canal, & cet embarras constant, est la mesure la plus naturelle de la gravité de la maladie.

Tous les symptômes qui se joignent à ceux-ci, dans les trois premiers tems, tels que les douleurs, les tiraillements, les convulsions des autres parties, doivent être considérés comme des effets & des dépendances du mal physique qui réside premierement & principalement dans ces viscères membraneux : ce sont, s'il m'est permis de parler ainsi, autant de rayons qui partent de ce canal, comme d'un point central. Ainsi, plus ces symptômes seront nombreux, considérables, & placés dans des parties essentielles; plus

ils feront dangereux par eux-
mêmes, & plus ils marqueront
de force dans la fource d'où ils
naiffent. Ils font en effet le malheureux fruit de la diftenfion
violente des membranes dans les
premieres voies , & de l'ébran-
lement exceffif qui furvient en
conféquence dans tout le fyftême
nerveux. Ceux du genre convulfif , furtout lorfqu'ils affectent
fenfiblement la tête , & qu'ils
approchent de l'épilepfie , font
les plus formidables.

Il eft des accidents d'une efpece
tout-à-fait différente, qui arrivent
quelquefois inopinément dans le
premier & dans le fecond tems de
la maladie , & qu'on ne fçauroit
attribuer au tiraillement des nerfs:
ce font ces engourdiffements no-
tables des parties les plus éloignées , ces paralyfies des extré-

mités tant supérieures qu'inférieures, cette privation effrayante de la vûe, de l'ouïe, ou d'un
autre sens. On est fondé à les im-
puter à l'abondance extrême de la
cause matérielle, qui ne se borne
point à dilater & irriter doulou-
reusement les parois du tuyau
alimentaire ; mais qui s'étend dans
la masse générale des liqueurs,
& jusques dans les dernieres extrémités vasculaires, où elle porte
une compression funeste sur des
filets nerveux. Ces accidents dé-
pendant ainsi de l'excès du foyer
morbifique, sans que celui-ci
abandonne pour cela le siége
principal, & les précédents naif-
sant évidemment de l'énormité
de la douleur qui constitue le
mal même ; les uns & les autres
paroissant d'ailleurs lorsque cette
Colique débute, ou lorsqu'elle

augmente, ou même lorsqu'elle se maintient dans toute sa vivacité, pourroit - on ne pas les croire vraiment symptomatiques, & ne pas les redouter ?

Mais quand les symptômes du caractère paralytique, ou même quelques douleurs dans les extrémités, succédent à des évacuations provoquées par la nature ou par l'art, ou à des mouvements spontanés qui tendent seulement à l'évacuation, le tout avec le plus léger soulagement du mal principal ; ils sont alors salutaires & de très-bon augure, comme on l'a remarqué plus haut, parce qu'ils annoncent le déplacement & la transmigration du foyer métallique, & par conséquent la supériorité des efforts de la nature qui opère cette métastase, Aussi est-ce là l'époque du déclin de la maladie,

S'il arrive alors des évacuations abondantes , & que la liberté du ventre se rétablisse , on a tout lieu d'espérer une guérison prochaine.

Cependant, malgré ces deux avantages, l'état du malade doit toujours paroitre suspect , s'il a toujours la sensation d'un embarras dans les premieres voies , s'il se plaint de cette pulsation profonde , si la langue est encore blanchâtre & rude , & s'il est toujours fort abbattu. Quand même , dans cet état , il seroit entiérement exempt de douleurs, on a toujours à en craindre le retour , & le Médecin doit agir jusqu'à ce qu'il ait fonciérement déraciné le mal.

Le malade ne seroit pas même en sûreté , & l'inaction du Médecin seroit blâmable , quand il

ne

ne resteroit que du dégoût, de
la pâleur, une foiblesse générale,
& ce sentiment d'une débilité
locale dans les premieres voies.

Il me semble que notre histoire
justifie complettement tout ce
que nous venons d'établir sur le
pronostic de cette Colique. Comme elle est ici notre unique point
d'appui, nous ne porterons pas
plus loin notre jugement sur cette
matiére.

LA manœuvre que j'ai tenue
dans le traitement de cette maladie, & le succès qu'elle a eu,
rendent extrêmement sensibles
les indications qu'elle présente.
1°. Il est évident que pour l'ex-
tirper radicalement, il faut arracher & évacuer puissamment par
le haut & par le bas, la matiere
métallique collée aux parois de

I. Partie. V

l'estomac & des intestins.

2°. On voit clairement qu'il est essentiel de calmer la cruauté des douleurs, & de procurer le sommeil qu'elles font disparoître.

3°. Il n'est pas douteux qu'il importe ici de rétablir & de ranimer le ressort affoibli des solides, tant dans les premiéres voies, que dans toutes les autres parties du corps, & de tenir la masse générale des liqueurs dans un certain dégré d'agitation & d'accélération, pour que la réunion de ces deux forces s'oppose efficacement à de nouveaux amas du foyer métallique, & par conséquent à de nouvelles pressions & distensions des organes.

4°. Rien n'est plus certain que la nécessité de pourvoir ici au succès de toutes les évacuations naturelles, de la transpiration & des urines, comme des selles, & d'opérer sur la fin, une détersion ou une dépuration universelle, qui ne laisse en arriere aucun atôme de cette matiére ennemie, qui détruise ainsi tout le germe de ce mal funeste, & en prévienne irrévocablement le retour.

TOUTES nos observations & réflexions démontrent invinciblement deux vérités importantes pour la curation de la Colique métallique. La premiere a pour objet non-seulement l'inutilité, mais le danger de tous les remédes propres à affoiblir le ressort des organes affectés dans cette maladie. Tels sont ceux que l'on comprend ordinairement dans la classe des relâ-

Danger de la méthode émolliente dans la Colique métallique. Efficacité de celle qui emploie les évacuants les plus vifs, les cordiaux, &c.

chants ou émolliens, & dans celle des adouciſſants. Telle eſt auſſi la ſaignée qui diminue évidemment la tenſion & la réſiſtance des parties. Il eſt aiſé de s'appercevoir que l'uſage de pareils moyens, en jettant les fibres & les membranes dans la molleſſe, le relâchement & l'atonie, doit les rendre plus ſuſceptibles d'extenſion, de preſſion & de tiraillement, & fixer la matiére métallique, plutôt que d'en favoriſer l'expulſion.

L'expérience ſe joint ici à la raiſon. Preſque tous nos malades ont été d'abord traités ſuivant cette méthode douce. L'une en a été la malheureuſe victime, les autres non - ſeulement n'en ont retiré aucun fruit, mais ils ont vû leur mal s'accroître peu à peu, prendre toujours de nouvelles forces, & contracter le caractère le plus opiniâtre & le plus rebelle; & ceux qui ont usé moins de tems des mêmes remédes, ont été plus promptement guéris par des secours plus convenables.

L'efficacité du traitement de cette maladie par les Emétiques, les purgatifs violents, les calmants animés, les cordiaux, les stomachiques, les sudorifiques & détersifs, est la seconde vérité pratique clairement établie ou confirmée par toute notre histoire. On n'a pas besoin d'insister sur la prééminence de cette méthode, pour détacher & enlever la cause métallique, pour appaiser l'excès des douleurs, pour relever le ressort & la contraction des parties solides, pour hâter la marche de liqueurs, pour tenir toutes les voies ouvertes, & pour effectuer une expulsion complette des molécules pernicieuses qui ont fait tout le mal. Il est évident que la théorie la plus saine & la fidélité de nos Observations, concourent également à mettre cette vérité importante hors de doute.

La méthode établie à l'Hôpital de la Charité, confirméepar nos Observations. Raisons pour lesquelles on n'a point donné le célebre Mochlique.

On sçait que cette méthode vigoureuse que j'ai suivie, est précisément celle de l'Hôpital de la Charité de Paris, dont par conséquent l'efficacité se trouve constatée & confirmée par nos observations. Il est vrai que j'ai été contraint d'y mettre une certaine variété, de revenir souvent à la charge, & de terminer le traitement par une ptisane laxative, stomachique & détersive, pour le rendre complet & radical.

La nature doublement métallique de cette Colique, la maniere
irréguliére dont elle avoit d'a-
bord été conduite, sa longueur,
son opiniâtreté, & la foiblesse des
sujets, ne pouvoient permettre
une guérison prompte, comme on l'a déja remarqué plus
haut. Elles exigeoient nécessairement une répétition assez fré-
quente des remédes puissants appropriés à ce mal, avec certains
ménagements & des pauses convenables ; & surtout un usage
assez long d'un secours propre à
relever le ton des organes, à
tenir les principaux émonctoires
libres & ouverts, & à débarrasser parfaitement tout le corps
des restes du foyer métallique.

On peut demander ici pourquoi je n'employai point le célebre Mochlique de la Charité,

(c'eſt-à-dire le verre d'Antimoi-
ne réduit en pilules avec du ſu-
cre & de l'eau de fleurs d'orange) comme un moyen plus capable d'arracher promptement &
complettement cette cauſe qui
oppoſoit tant de réſiſtance. On
ſe rappellera que j'en déliberai
avec M. *Verdeilhan*, & que nous
en redoutâmes la violence. Je
ſçavois d'ailleurs qu'à la Charité
on ne s'en ſervoit preſque plus,
& qu'on lui avoit ſubſtitué le
Tartre Emétique, comme plus
ſûr & moins âcre. J'avois éprouvé
que celui-ci donné à une aſſez
forte doſe, & dans un plus petit
véhicule, avoit opéré des évacuations prodigieuſes, ainſi que le
purgatif vif qui le ſuivoit, & le
lavement qui précédoit l'un &
l'autre. D'ailleurs, nos malades
languiſſantes depuis ſi long-tems,
étoient

étoient souvent dans un abbattement & un épuifement fingulier,
qui méritoient qu'on leur don-
nât du relâche, & qu'on ne frappât ni trop long-tems de fuite,
ni trop rudement, comme nous
l'avons infinué. Le fang que la
force du vomiffement fit paroitre
quelquefois, dut furtout m'infpirer de la crainte. Pourquoi recourir à un fecours fufpect &
douteux, au moins dans ce cas,
lorfqu'on eft fûr de remplir auffi
parfaitement l'indication dont il
s'agit, c'eft-à-dire d'évacuer puiffamment par des moyens plus
doux, tandis que les topiques &
les cordiaux raniment fuffifamment le reffort énervé des foli-
lides ?

CETTE regle de pratique étant
une fois établie, que la matiere

I. Partie.   X

La Colique métallique peut être gué-rie par d'aude ce mal cruel ne peut être enlevée que par des émétiques & des purgatifs animés ; on comprendra aisément qu'il est possible de le combattre avec succès, par l'usage de tous les remédes de ces deux classes, pourvû qu'ils soient assortis de maniere à leur conserver une activité convenable. Cette vérité utile est prouvée par l'histoire de ceux de nos malades qui n'ont point été confiés à mes soins, & qui ont été presque tous garantis par des vomitifs & des purgatifs différents de ceux que j'ai employés, mais sans doute à peu près de la même force.

APRÈS les émétiques & les purgatifs, ce sont sans doute les cordiaux qui tiennent le premier rang parmi les secours les plus propres à vaincre cette maladie.

Nos observations en démontrent l'efficacité & la necessité d'y insister assez long-tems. Elles nous apprennent en même tems, que les confections, les electuaires & les syrops de cette classe, sont trop lourds & peuvent peser sur l'estomac ; & qu'il convient de donner la préférence aux cordiaux les plus pénétrants & les plus spiritueux, dont la distribution & l'action sont plus promptes, plus vives & plus capables de ranimer le ressort dans tous les organes.

Elles nous donnent lieu de remarquer que les émétiques & les purgatifs eux-mêmes doivent être considérés comme des cordiaux. Ils agissent en effet & comme des irritants & comme des incisifs puissants ; ils ne bornent point leur opération aux premieres

voies ; ils ébranlent tout le systême des nerfs, ils passent dans la
masse des liqueurs, & font par
conséquent très-propres à accélérer le mouvement de celles-ci,
& à exciter des oscillations plus
fortes dans tous les solides. Plus
nos émétiques & nos purgatifs
sont actifs, plus on est fondé à
attendre ces effets de leur part.
Ajoutons que ceux des derniers
qui sont composés, ont des ingrédients âcres, aromatiques &
chauds ; tels sont le Diaphœnic &
la Bénédicte laxative. Joignons
à ce raisonnement solide, quelque chose de plus convaincant
encore ; c'est l'expérience que
nous fournit cette histoire, d'une
potion vomitive & purgative,
par le vin Emétique & le syrop de
Nerprun qui y étoient associés à
trois eaux spiritueuses & à l'eau

de Scabieuse, qui ne fut suivie
d'aucune évacuation, qui exer-
ça sa seule vertu cordiale, & qui
produisit un très-bon effet.

Observons enfin que le vin
donné en lavement, est non-
seulement un calmant, mais encore un cordial. L'yvresse prompte qu'il causa à nos deux malades, fut accompagnée d'un soulagement sensible. Ce fait concourt
avec plusieurs autres, pour prouver que les gros intestins ont leurs
veines lactées, que je me rappelle
avoir vûes en très-grand nombre,
il y a près de trente ans, à Montpellier, dans le cadavre d'un pendu
qui servit aux Démonstrations pu-
bliques des Ecoles de Médecine,
peu de tems après son exécution.

QUANT à la ptisane sudo- Action de la
rifique dont nos mlaades ont fait ptisane sudorifique.

X iij

usage journellement, elle a agi principalement comme cordiale & atténuante : elle a secondé ainsi l'action des autres remédes. Jamais elle n'a provoqué de vraies sueurs, mais de petites moiteurs salutaires ; & je ne doute point qu'elle n'ait soutenu constamment la transpiration insensible d'une maniere favorable à l'expulsion des parcelles métalliques, & par conséquent à la guérison du mal.

Conciliation des calmants narcotiques avec les évacuanrs lesplus forts & les cordiaux.

L'USAGE des narcotiques paroissant évidemment contraire aux deux indications principales, d'évacuer fortement & de ranimer continuellement les oscillations des solides, présente ici une difficulté dont il convient de donner la solution. Pour s'en acquitter d'une maniere satisfai-

fante, il faut remarquer d'abord,
que rien n'eſt plus fréquent dans
la pratique, que la néceſſité de
concilier des vûes différentes, &
qui ſemblent s'exclure réciproquement, & que c'eſt principalement en cela que conſiſte l'ha-
bileté du Médecin. Ainſi, dans la
maladie dont il s'agit, l'état de
preſſion & d'extenſion forcées des
fibres & des membranes, & la nature métallique de la cauſe matérielle qui produit cet effet, exigent
ſans doute des ſtimulants & des
évacuants puiſſants ; mais l'excès
des douleurs & l'inſomnie, ſymptômes urgents & redoutables, de-
mandent des calmants narcotiques.

L'art a ſçu trouver le moyen
d'accorder des indications auſſi
diſparates. Ce n'eſt qu'après avoir
évacué par le haut ou par le bas,

X iv

qu'on donne de l'Opium, pour appaiſer l'irritation cauſée par des remédes très-actifs, & celle qui eſt attachée à la maladie, mais ſurtout pour procurer du relâche & du ſommeil. De nouveaux émétiques ou purgatifs ſuccèdent promptement à l'action de ce ſomnifére. Il eſt lui-même aſſocié avec des aromatiques, des ſtomachiques, des toniques & des cordiaux en grand nombre, étant joint conſtamment avec la Thériaque qui en eſt compoſée. L'uſage de la ptiſane ſudorifique n'en eſt point interrompu, non plus que celui des potions cordiales.

D'ailleurs, l'Opium par lui-même, eſt un ſuc gommeux, reſineux, amer & odorant. Il atténue réſout, échauffe, accélere les mouvements vitaux, éleve les pouls

& ouvre les tuyaux perſpiratoires. Ce ſont-là ſes premiers effets, ſes effets les plus naturels en quelque ſorte, qui ſont aſſurément plus avantageux ici que nuiſibles. Ce n'eſt que lorſqu'il s'eſt porté & diſtribué dans le cerveau & dans le principe des nerfs, qu'il répand le calme, qu'il aſſoupit & émouſſe la ſenſibilité des organes, du moins pour un tems.

Ce dernier effet de l'Opium peut, à la vérité, favoriſer pour quelques heures une ſorte de relâchement des parties affectées & tiraillées ; mais il a la triple utilité de calmer la violence des douleurs, de procurer le ſommeil, & de prévenir l'augmentation de l'état convulſif ſi fort à craindre dans cette maladie. Il eſt donc indiſpenſable d'employer ce ſecours, quand on a ces trois objets importants à remplir ; il n'aura rien de dangereux, en y apportant les précautions que nous avons exposées. Dès que les souffrances seront moins aigues, on s'en tiendra à la Thériaque, & jamais on n'usera d'aucun narcotique dans le déclin du mal, & lorsqu'on aura à redouter l'engourdissement ou l'affection paralytique.

L'usage des bains d'eau tiéde peut aussi s'allier utilement avec celui des autres secours dans le traitement de la Colique métallique.

LE soulagement passager procuré par le bain d'eau tiéde dans la plus grande vivacité des douleurs, mérite bien d'être rappellé ici, & forme une difficulté du même ordre que celle que je viens de résoudre. Pour y répondre solidement, il faut observer d'abord, que ce bain agit principalement sur les téguments, qu'il ramollit & relâche les fibres ner-

veufes qui s'y terminent, qu'il
caufe ainfi une détente générale
dans le fyſtême des nerfs ; qu'il
affoiblit la fenfibilité des parties,
qu'il s'oppofe à la crifpation &
aux fpafmes, & qu'il adoucit
enfin les douleurs. Par toutes
ces raifons, ce fecours fera utilement employé dans l'extrême
violence de cette Colique, fans
qu'on ait à craindre qu'il porte
un relâchement local fur les fibres de l'eſtomac & des inteſtins.

Quoiqu'il ne foit pas douteux
que l'eau tiéde appliquée exté-
rieurement, pénétre dans l'intérieur par les tuyaux abforbants,
il eſt difficile qu'elle paffe affez
abondamment, pour nuire fenfiblement au reffort des vifcères.
D'ailleurs, rien n'eſt plus aifé
que de tenir ce même reffort

perpétuellement ranimé par la boisson de la ptisane sudorifique & par la potion cordiale, tandis que les extrémités nerveuses de toute l'habitude du corps, sont plongées dans l'eau. Enfin, l'usage du bain n'est point un obstacle à celui des remedes les plus décisifs dans cette maladie, tels que les émétiques & les purgatifs. Rien n'empêche donc qu'on n'ait recours ici aux bains d'eau tiéde, pour calmer l'atrocité des douleurs, & pour prévenir ou appaiser l'excès des convulsions souvent plus funestes que la paralysie. J'avoue que je serois fort d'avis qu'ils ne fussent point aussi négligés qu'ils le font dans cette maladie. Mais je pense qu'il faut les borner au seul cas que je viens de fixer. Ce seroit une manœuvre très-imprudente, que de les employer fur la fin de la maladie, lorfqu'elle tend à la tournure vraiment paralytique, ou qu'elle l'a déja prife. Cependant, fi l'affection des extrémités qui termine la Colique de Poitou, confiftoit dans une contracture accompagnée de roideur & de féchereffe dans les tendons, les ligaments & les mufcles, (comme cela arrive affez fouvent) ; je n'héfiterois pas de recourir aux bains d'eau tiéde, pour en venir enfuite à celui des eaux thermales fulphureufes. Je fuis autorifé à donner ce confeil, par une obfervation qui m'eft propre, & dont j'ai promis de rendre compte dans cet Ouvrage.

UNE explication raifonnée des formules que j'ai employées dans le traitement de mes malades de

Montrouge, pourroit être ici de quelque utilité , & je ne dois point la refuser à l'inſtruction des Etudiants & des jeunes Docteurs en Médecine. Tout le monde ſent pourquoi le Tartre ſtibié doit être donné ici à plus forte doſe , & diſſout dans un plus petit véhicule. C'eſt, ſans doute, pour qu'il porte des impreſſions plus vives ſur l'eſtomac & les inteſtins, qu'il excite des contractions plus puiſſantes dans ces viſcères charnus & dans les organes auxiliaires voiſins , & qu'il produiſe ainſi des évacuations plus déciſives. Il agit comme ſtimulant , cordial & évacuant.

Le lavement purgatif eſt préparé avec deux drogues ſimples, & trois compoſées. Les deux ſimples ſont les feuilles de Senné & la pulpe de Coloquinte. On ſçait

que les premieres qui ont dans
leur tiſſu une ſubſtance gom-
meuſe & réſineuſe, & une matiere huileuſe particuliere dans
laquelle réſide peut-être encore
plus leur vertu, ſont un purgatif
ſûr & en même tems aſſez vif.
Perſonne n'ignore l'amertume &
l'âcreté inſigne de la pomme de
Coloquinte, ainſi que la violence
avec laquelle elle purge. Ce n'eſt
point ici le lieu de rechercher ſi
ſon action eſt dûe au principe
gommeux, ou au reſineux, ou
à l'un & à l'autre tout enſemble,
ou à quelque ſel âcre particulier.
Il ſuffit de ſçavoir que nul purgatif n'eſt plus propre à irriter &
à pincer fortement les membranes inteſtinales, & que c'eſt peut-
être le levier le plus puiſſant dont
on puiſſe ſe ſervir, pour en détacher les matieres ténaces qui

y font collées. La Coloquinte doit donc être ici d'une grande efficacité. On voit pourquoi j'ai dû en diminuer la dofe dans les fujets les plus fenfibles. Il faut avoir auffi l'attention de renfermer fa pulpe brifée dans un nouet, quand on la fait bouillir dans l'eau avec le Senné, pour éviter plus fûrement que la plus petite parcelle s'attache aux inteftins, où elle cauferoit des tranchées horribles. Les trois compofitions qui entrent dans le reméde dont il s'agit, & qu'on diffout dans la décoction, après l'avoir paffée, font le Miel mercurial, le Diaphœnic & la Bénédicte laxative. Le premier n'a que deux ingrédients, le Miel & le fuc de la Mercuriale, qu'on fait cuire enfemble, à parties égales, jufqu'à confiftance de fyrop. Tout le monde

monde sçait que le Miel adoucit, qu'il relâche & qu'il déterge ;
mais le jus de la Mercuriale pof-
fede plus éminemment ces deux
derniéres vertus, à caufe de fon fel
nitreux. Ce Miel peut donc concourir à l'évacuation, & émouffer légèrement l'âcreté des autres
drogues. Le Diaphœnic doit fa
principale vertu à deux violents
purgatifs, le Turbith gommeux
& le Diagréde. La Canelle, le
Gingembre, le Macis, les feuilles
de Rhue féchées, le Poivre, la
femence de Daucus de Crête,
& celle de Fenouil doux, font
autant d'aromates qui le mettent
en état d'agacer les tuniques inteftinales, d'en ranimer la force
contractile, & d'atténuer les matieres épaiffes qui y font atta-
chées. La pulpe des Dattes, &
la fubftance huileufe & muqueufe

I. Partie.   Y

des Amandes douces , fert ici à envelopper & à adoucir les aromates & les purgatifs , & par conféquent à en modérer l'action. Le Sucre & le Miel concourent au même ufage plus foiblement , & font utiles par leur qualité déterfive ; le dernier furtout fournit la principale bafe , & donne la forme d'électuaire à cette compofition. La Bénédicte laxative reffemble fort au Diaphœnic , mais elle en differe effentiellement, parce qu'elle n'a aucun ingrédient du genre doux & vifqueux , fi ce n'eft le Miel , & qu'elle eft formée de la combinaifon d'un plus grand nombre de purgatifs forts , & de drogues aromatiques & irritantes. Les purgatifs font non-feulement le Turbith & le Diagréde , mais encore l'écorce de la racine d'Efule ou de Tithimale & les Hermodactes. Quant aux aromates, on retrouve ici le Gingembre & le Macis, & de plus il y a du Saffran, des Gerofles, du Poivre long, du Spica-nard, du petit Galanga, & dix efpéces de graines carminatives & diurétiques. Le fel Gemme y eft en trop petite quantité, pour être regardé fur un autre pied que fur celui de ftimulant & d'atténuant. Les Rofes rouges, dont la dofe y eft affez forte, paroitroient feules par leur vertu tonique, aftringente & rafraichiffante, pouvoir brider légèrement l'activité de la plûpart de ces drogues; mais il faut convenir qu'elles font trop dominées par celles-ci, pour pouvoir produire cet effet d'une maniere fenfible, & que dans ce cas où il y a du

relâchement dans les fibres inteſtinales , elles peuvent aider à
en relever le reſſort , & favoriſer
l'évacuation. Enfin , tous ces ingrédients bien pulvériſés & mêlés enſemble, ſont liés & réduits
en électuaire avec le Miel. Il
réſulte de-là un purgatif vif &
piquant qu'on a eu raiſon d'employer ici à plus petite doſe que
le Diaphœnic , quoiqu'il con-
tienne moins de Turbith & de
Diagréde. Il eſt évident par l'a-
nalyſe ſuccinte que nous venons
de faire des cinq médicaments
qui forment ce lavement purgatif,
qu'il eſt compoſé avec beaucoup
d'art & d'intelligence pour le
cas dont il s'agit , & qu'il doit
porter les irritations & les ſecouſ-
ſes les plus fortes ſur les fibres
inteſtinales, les forcer à des contractions violentes & réitérées ,

en diffiper l'engourdiffement &
l'atonie, divifer, mettre en mouvement & détacher la matiére
morbifique , & enfin l'évacuer
puiffamment. Auffi n'ai-je jamais
vû d'évacuation plus abondante
& plus vigoureufe que celle que
produifit ce reméde dans nos
malades, & je ne fus jamais dans
le cas de l'aiguifer avec le vin
Emétique trouble , comme on le
pratique fouvent à la Charité.

La purgation forte dont on
fait ufage ici, n'eft pas moins ar-
tiftement préparée que le lavement, & doit produire dans toute
l'étendue du canal alimentaire ,
les effets que nous venons de
décrire. Le Diaphœnic que fa
nature connue & expofée plus
haut, ne doit point exclure de
l'ufage interne , a beaucoup de
part à fa vertu. Le Diaprun

solutif, qui n'est formé que par l'addition d'une forte dose de Scammonée, à l'électuaire doux & laxatif nommé Diaprun simple, y contribue aussi infiniment. Enfin, l'âcreté singuliére & la qualité fortement purgative, hydragogue & piquante du syrop de Nerprun, qui n'est que le suc des bayes de cet arbre, cuit & adouci avec le Sucre, lui donne une très-grande activité. Le verre de ptisane laxative fournit ici un véhicule convenable, & propre à seconder l'évacuation par le Senné dont il est chargé, & par la crême de Tartre dont la vertu rafraichissante est de plus un correctif ; sans compter les deux plantes parasytes, le Polypode & la Cuscute, qui sont douces & moins purgatives qu'apéritives &

déterſives. En tout, cette potion eſt un purgatif sûr, & proportionné de maniere à porter ſur les membranes l'impreſſion vive néceſſaire dans le cas en queſtion, ſans riſquer d'en offenſer l'intégrité. Les effets m'en ont toujours paru admirables dans le traitement de nos malades.

La potion purgative moyenne dont je voulus faire l'eſſai, pour ne pas heurter toujours auſſi rudement, me parut ſuffiſamment animée par les follicules de Senné, le ſel de Glauber & l'Agaric, ainſi que par le demi-grain de Tartre ſtibié, ajouté à chacun des trois verres. J'y joignis la Caſſe comme purgative, déterſive & adouciſſante, & l'eau de fleurs d'Orange comme aromatique, ſtomachique & cordiale. Elle ne fut point ſans ſuccès, mais elle rebuta par la nécessité d'avaler trois prises ; elle se trouva d'ailleurs un peu trop foible. Pour la rendre convenablement active, il eût fallu augmenter la dose des follicules, du sel, & de l'Agaric.

J'étois fondé à espérer qu'une potion dans laquelle j'avois fait entrer une once de vin Emétique, & tout autant de syrop de Nerprun, procureroit quelque évacuation par le haut ou par le bas. Il est vrai que dans la circonstance où je la prescrivis, je cherchai à satisfaire en même tems à l'indication essentielle de soutenir les forces ; & je donnai, dans cette vûe, à la potion un véhicule spiritueux & cordial, qui prit le dessus & qui en détermina l'action. Les eaux de fleurs d'Orange, de Melisse simple & de Canelle orgée, celle

celle même de Scabieuse, malgré sa foiblesse, furent comme autant d'aîles qui transporterent promptement le Vin ſtibié & le Syrop purgatif, des premiéres voies dans la maſſe du ſang, & qui réduiſirent ces deux remédes d'ailleurs actifs & pénétrants à ſeconder leur action, non ſans fruit pour la malade, comme on l'a remarqué.

On a vû plus haut les raiſons pour leſquelles tous ces évacuants doivent être ſuivis de près de l'uſage des calmants. Le lavement de ce genre eſt très-propre à appaiſer l'irritation des gros inteſtins, & à conſoler, pour ainſi dire, les fibres inteſtinales trop vivement agacées par l'âcreté des purgatifs. On ſe ſouvient qu'il eſt compoſé de parties éga-

Les Calmants.

I. Partie.　　　　　　Z

les d'huile de Noix & de Vin
rouge. * Cette huile adoucit,
émousse, & sert en quelque sorte
d'enduit aux membranes récemment irritées, sans toutefois en
affoiblir le ressort, parcequ'elle
a quelque chose de tonique.
D'ailleurs le mélange du Vin
pourroit seul s'opposer à ce mauvais effet. Cette liqueur fermen-
tée tient en dissolution dans un
véhicule aqueux, des particules
spiritueuses ardentes, des molécules acides, & des parties sul-
phureuses & terreuses en plus
grand nombre, qui toutes confondues exactement ensemble,
se modifient & se tempèrent réciproquement, & forment un suc
savoneux, piquant, détersif,
tonique & cordial. Il résulte de
l'union de cette huile & de ce

* On ajoute quelquefois à ce lavement un
verre de décoction émolliente,

vin, un baume onctueux, calmant & vulnéraire, très-capable
de guérir les petites bleffures &
les meurtriffures multipliées des
fibres inteftinales, caufées par la
matiére métallique, & d'effacer
l'impreffion vive des purgatifs.

La Thériaque eft la bafe du
Bol calmant & narcotique qu'on
place ici après les vomitifs & les
purgatifs. Cette compofition cé-
lèbre eft préparée avec un nombre prodigieux de drogues aromatiques, chaudes, actives, fti-
mulantes & atténuantes. On y
voit des Baumes, des Réfines,
des Gommes & des fucs de différente efpéce. La chair de la Vi-
pére & la pulpe de l'Oignon
marin réduites en trochifques, y
entrent à une très-forte dofe.
La premiere eft un cordial & un
fudorifique puiffant; la feconde

eſt un inciſif âcre très-renommé, un béchique, un diurétique & même un purgatif. La vivacité de tous ces ingrédients ſe trouve ici bridée par cinq ou ſix aſtringents, par une gomme purement mucilagineuſe, qui eſt la gomme Arabique, par le ſuc de Régliſſe, & principalement par l'Opium dont la quantité eſt fort conſidérable. Au moyen de cet aſſortiment, l'Agaric, la Squille, & à plus forte raiſon le Rhapontic & l'Iris de Florence, ne peuvent exercer leur vertu purgative. Le Miel de Narbonne & le Vin d'Eſpagne dans leſquels toute cette maſſe broyée, diſſoute & exactement mêlée, fermente, amalgament le tout & lui donnent la forme d'électuaire. Cette préparation faite avec tant d'art, tant de dépenſe & tant de ſolemnité, eſt un ſtomachique, un cordial, un ſudorifique, un alexiphar- maque, & un calmant admira- ble, conſacré par l'uſage depuis pluſieurs ſiécles. Elle eſt parti- culierement convenable dans le cas dont il s'agit, comme on doit le comprendre par le dé- tail ſuccinct que je viens de fai- re. Cependant l'excès des dou- leurs exige que l'on joigne à la Thériaque, une doſe proportion- née d'Opium, pour porter un calme plus ſûr. On a vû que la Thériaque ſeule a ſouvent ſuffi pour produire cet heureux effet ſur nos malades.

L a Confection Hyacinthe, l'Alkermes & l'Opiate Salomon, ſont univerſellement reconnues comme ſtomachiques, cordiales & aſſez actives. La potion qui

Les cor- diaux, ſtoma- chiques, &c.

Z iij

contenoit un gros de chacune de ces compositions, étoit de plus animée par trois eaux spiritueu-ses, l'eau de fleurs d'Orange & l'eau de Mélisse simple, à la dose d'une demi-once chacune, & l'eau de Canelle orgée, à la quantité de deux gros. Il y avoit aussi une once d'un Syrop amer, qui est celui d'Absynthe. Trois onces d'eau de Scabieuse en formoient le principal véhicule. On a lieu d'être surpris au premier abord, qu'une potion ainsi préparée ait pesé sur l'estomac. Je conviendrai avec franchise, que cet effet doit être attribué à la masse trop lourde des trois premieres prépara-tions; au poids des absorbants terreux qui sont dans la Confection Hyacinthe & dans l'Alker-mes, quoiqu'ils dussent être domi-nés par les ingrédients actifs;

à la trop petite quantité des eaux aromatiques, & au véhicule trop succinct. Il semble qu'il n'y ait aucun reproche à faire en particulier à l'Opiate Salomon, si on considere sa composition, à moins qu'on ne s'en prenne au syrop de Limon qui lie le tout, comme dans la Confection Hyacinthe. Le syrop d'Absynthe évidemment utile dans ce cas par son amertume, peut absolument avoir nui par le Sucre, tout détersif qu'il est. Peut-être que si le véhicule eût été entierement aromatique & plus abondant, la potion auroit réussi. Ce fait prouve, comme nous l'avons remarqué ailleurs, qu'il vaut mieux en général dans cette maladie, exclure les Confections, les Poudres & les Syrops de ces sortes de potions, &

les compoſer dans un goût plus actif & plus ſpiritueux.

Telle étoit celle que j'ordonnai immédiatement après. Le Garrus & le Stouchton en étoient les ingrédients les plus vifs. Leur vertu ſtomachique & cordiale eſt généralement connue. On compoſe l'Elixir de Garrus, en tirant avec l'Eſprit de-vin & une petite quantité d'eau, la teinture de l'Aloës, du Saffran, de la Myrrhe, & de quelque peu de Canelle, de clous de Gerofle & de noix Muſcade; en diſtillant cette diſſolution au bain-marie juſqu'à ſiccité, & en faiſant un mêlange de parties égales de l'Eſprit diſtillé & de ſyrop de Capillaire, auquel on ajoute de l'eau eſſentielle de fleurs d'Orange. Le Stouchton connu dans la Pharmacopée de Paris, ſous le nom de Teinture ſtomachique amère, ſe prépare par la macération de la Gentiane, du Saffran, de l'écorce extérieure des Oranges amères, & de la Cochenille dans l'Eau-de-vie.

L'idée que nous donnons de la compoſition de ces deux médicaments, fait ſentir tout d'un coup combien ils ſont appropriés à ce cas. L'eau de fleurs d'Orange & celle de Canelle orgée, ajoutées à la même doſe, doivent les ſeconder, quoique dans un ordre inférieur. La vertu ſudorifique de l'eau de Scabieuſe eſt trop peu ſenſible, pour être miſe en ligne de compte, elle n'a ſervi proprement qu'à délayer & étendre nos remédes ſpiritueux. Une potion ainſi aſſortie devoit avoir du ſuccès; auſſi en eut-elle beaucoup. Elle réunit les deux grands avantages d'être utile & agréable.

On a vû pourquoi je fus obligé
d'en former une troisieme encore
plus ftomachique. Dix onces de
vin de Quinquina en furent la
bafe. Tout le monde connoit l'ex-
cellence de ce reméde pour rétablir les digeftions, & pour relever le reffort affoibli des vifcères. La teinture amère de Stouchton que j'y joignis à la dofe de
deux onces, fut un aiguillon affez
vif pour en exalter la vertu ftomachique par tous fes ingrédients, & pour la rendre cordiale, principalement par la Cochenille, production animale char-
gée d'un fel ammoniacal. L'Elixir de propriété dont je fis entrer
une demi-once dans cette potion,
& qui n'eft qu'une teinture d'A-
loës, de Myrrhe & de Saffran,
tirée par l'Efprit-de-vin, eft un
fecours admirable pour fortifier

l'eſtomac, pour donner de l'élaſ-
ticité à tous les organes, pour
accélérer la circulation des liqueurs. C'eſt un atténuant bal-
ſamique, qui tient la voie inteſ-
tinale libre par l'Aloës, & qui
rappelle l'évacuation périodique
propre au ſexe. Enfin, l'eau de
fleurs d'Orange que j'ajoutai à la
doſe d'une once, fut le plus
doux de tous les ingrédients.
Elle rendit la potion plus agréable, ſans en infirmer la vertu. Ce
reméde répété trois fois par jour,
remplit heureuſement toutes mes
vûes, lâcha le ventre, excita l'ap-
petit, fortifia mes malades, &
ne contribua pas peu au retour des
règles ſupprimées depuis long-
tems chez la fille.

Avant de terminer l'article des
Cordiaux, je dois rappeller ce
qui m'a échappé dans la partie

historique de cet Ecrit, que j'ai fait un usage assez fréquent du Lilium, dont on donnoit sept à huit goûttes à mes malades, dans du vin, ou dans une cuillerée des potions décrites ci-dessus.

Les sudorifiques.

LA ptisane sudorifique étoit la boisson ordinaire de nos malades. Il est connu de presque tout le monde, que les quatre bois ou racines qui en font les principaux ingrédients, abondent en parties actives, incisives, & propres à ouvrir les vaisseaux cutanés. Le Sassafras étant aromatique, n'a dû être ajouté que sur la fin de la coction avec la Coriandre & l'Anis, pour éviter la dissipation de ses parties volatiles ; les autres étant d'un tissu plus serré, & n'ayant presque point de ces parties spiritueuses roujours prêtes à s'évaporer, doivent bouillir plus long-tems. Le fel de Tartre eft ajouté ici pour que l'eau armée de ce fel alkali fixe, tire une teinture plus forte de tous les ingrédients. Il convient d'ailleurs comme ftimulant & atténuant.

JE ne diffimulerai point que je compofai la ptifane qui fit la clôture de ce long traitement, à l'imitation de celle vulgairement appellée *de fanté*, & je ne rougis pas de mettre à profit l'exemple du Maréchal, qui termina heureufement la guérifon du premier malade dont j'ai rendu compte, en lui faifant ufer de la même boiffon. Le Miel en eft le principal ingrédient. Je me fuis fuffifamment expliqué fur la nature favoneufe & balfamique de ce

Explication de la derniere ptifane.

suc, pour qu'on sente quel effet
il doit produire ici. L'Avoine doit
adoucir & tempérer par sa substance farineuse ; mais elle est en
même tems légèrement piquante
& détersive par la membrane qui
la recouvre. Le Cristal minéral
ne peut être regardé que comme un vrai Nitre purifié par la
fusion, & mêlé de quelques parcelles de sel Polychreste formé
pendant la déflagration du sou-
fre, par la dissipation de l'acide
nitreux, & l'union de l'acide
sulfureux ou vitriolique avec la
base terreuse & alkaline du nitre.
C'est donc un sel neutre assez
doux, résolutif, fondant, diurétique & un peu laxatif, qui de
plus doit favoriser dans ce cas la
dissolution des autres ingrédients.
On fait entrer la racine de Chi-
corée sauvage dans la ptisane de

fanté ordinaire. Mais il me falloit ici un acceffoire plus actif
& plus capable de fatisfaire à
plufieurs indications. J'employai
l'Efquine dans la vûe d'incifer
affez vivement, & de procurer
une transpiration un peu plus
abondante. J'ajoutai l'Iris de
Florence, comme atténuante,
béchique, & un peu purgative.
Je fis choix des bayes de Geniévre, comme d'un apéritif, d'un
ftomachique, d'un diurétique,
& d'un cordial puiffant, & par
toutes ces raifons, j'en fixai une
dofe fort confidérable. J'ajoutai
enfin un vrai purgatif, tel que le
Senné, pour tenir plus fûrement
la voie inteftinale ouverte.

De la combinaifon de tous ces
médicaments bouillis & diffouts
dans une grande quantité d'eau,
il réfulta une ptifane qui en réuniff-

soit toutes les vertus, & qui par conséquent étoit douce, balsamique, vulnéraire, détersive, stomachique, diurétique, expectorante & fortifiante; propre en un mot, à rendre fluide la masse générale des liqueurs, à en accélérer modérément le cours, à tenir tous les canaux excrétoires ouverts, à favoriser toutes les évacuations naturelles, à déloger par toutes les voies la portion de matiere métallique restée en arriere, & à opérer une dépuration générale. Les remédes qui la composent, se modifient, se tempérent & se secondent réciproquement. Une vertu élective ne conduit pas chacun d'eux séparément & exclusivement aux autres, dans des canaux particuliers. Mêlés & confondus dans un même véhicule, leur masse réunie

réunie & flottante se répand également partout, & fait impression sur tous les organes où elle
atteint. Ils concourent tous à l'é-
vacuation intestinale, quoiqu'elle
soit principalement excitée par
les purgatifs ; de même que les
molécules de ceux-ci qui passent
dans la masse du sang, pénétrent
jusqu'aux tuyaux urinaires, aux
couloirs cutanés, aux vaisseaux
excrétoires des bronches & à tous
les autres. Leur action, quoique
variée dans le détail, s'exerce
uniformément sur toute l'organisation interne ; quoique différente en apparence, elle est une
dans le fonds : c'est une dépuration universelle, comme je l'ai
déja remarqué. C'est ainsi que le
corps humain, malgré la diversité de ses organes, n'est fonda-
mentalement qu'une machine

I. Partie.   A a

simple & une ; c'est ainsi que les aliments, malgré leur prodigieuse différence, se terminent tous à leur assimilation & transmutation constante en notre substance ; c'est ainsi enfin que la nature, quoiqu'elle paroisse se plaire à la variété, réduit presque toujours à l'unité d'effet, les agents les plus dissemblables.

Je suis bien éloigné du préjugé vulgaire qui attribue perpétuellement aux derniers remédes l'issue heureuse ou malheureuse des maladies. Je conviens que j'avois frappé les coups les plus décisifs, lorsque j'ordonnai cette ptisane ; mais je suis obligé de reconnoître qu'elle répondit parfaitement aux vûes qu'il me restoit à remplir. Elle surmonta dans peu de tems des symptômes rebelles qui jusques-là n'avoient cédé à rien. Elle extirpa radicalement les restes du foyer ténace & métallique, qui m'avoit opposé une si longue résistance.

Quand je considére la multiplicité & la force des armes avec lesquelles j'ai été contraint de lutter si longtems contre l'opiniâtreté de ce mal, pour pouvoir en triompher ; je ne puis me dispenser de réitérer l'avis important que j'ai donné sur le danger des substances métalliques qui l'ont produit. La mort tragique de M. le Marquis de Surgeres, & de M. le Marquis de Villeneuve-Vence, ainsi que de plusieurs de leurs Domestiques, arrivée l'année derniére, en est une preuve bien convaincante pour ce qui concerne le cuivre. Leurs Cuisiniers étoient dans l'imprudente habitude de préparer dès la veille

Avis répété sur le danger des métaux qui ont causé cette Colique.

A a ij

les ragoûts dans des casserolles de cuivre mal étamées, & de les y laisser pendant la nuit & une bonne partie du jour. Le Verd-de-gris qui eut le tems de se former par le développement des acides & leur action sur le cuivre, causa à tous ceux qui userent journellement de cette funeste nourriture, des coliques & des souffrances affreuses, qui durerent plus ou moins de tems, & dont ils furent à la fin les malheureuses victimes. M. de Surgeres & M. de Vence étoient employés pour la défense de nos Côtes, lorsqu'ils ont péri si misérablement. On a vû des Communautés Religieuses presque entieres subir le même sort, occasionné par la même cause. Plusieurs personnes viennent d'être empoisonnées tout récemment à Bordeaux de la même maniere.

Il est arrivé de pareilles catas-
trophes dans presque tous les pays :
le public en est instruit, mais il
agit comme s'il les ignoroit , & il
s'obstine à se servir du cuivre dans
la cuisine. Il ne craint pas de
préparer les aliments dont il se
nourrit , au milieu d'un métal
ennemi de notre organisation ,
& rendu plus redoutable par
l'action du feu. Il ne sépare la
substance bienfaisante qui doit
le sustenter , du poison qui peut
le détruire en peu de tems, que
par une mince lame qui n'est pas
exempte elle-même de danger ,
& que les agents les plus legers
peuvent détacher aisément. Il
expose ainsi volontairement & té-
mérairement sa santé & sa vie à
une cause évidente de douleur
& de destruction, qu'il lui est si
facile d'éviter. Rien n'est plus

étonnant, que d'éprouver tant d'obstacles, pour éclairer & réformer les hommes sur leurs intérêts les plus précieux, & de les trouver presque toujours plus disposés à se livrer à des périls connus & démontrés, qu'à renoncer à leurs préjugés.

Si dans le cas dont il s'agit, ils ne sont point assez effrayés par les exemples qu'on leur a mis sous les yeux, parce qu'ils les croyent plus rares qu'ils ne sont ; qu'ils réfléchissent que les parcelles de cuivre détachées peu à peu, & portées dans l'intérieur, si elles n'excitent pas de grands ravages, doivent y occasionner des maux lents, sourds, douloureux, & à la fin meurtriers, parce que communément la cause en est inconnue. Qu'ils tiennent pour certain, que le cuivre intro-

duit dans le corps, même à petite
dofe, & fous quelque forme que
ce foit, eft toujours pernicieux ;
que pris en nature, il nuit par
fon poids, par fa dureté, par
fon âcreté ; que réduit en Verd-
de-gris, c'eft un poifon corrofif ;
que dépouillé de cette qualité,
& converti en chaux, il eft encore
funefte par fon amas, par fa pefanteur & fa réfiftance, & produit
furtout la Colique cruelle qui
eft le fujet de cet Ouvrage. Con-
vaincus enfin par des raifons fi folides, qu'ils fe mettent au plutôt
à l'abri de tant de maux ; qu'ils
écoutent avec docilité & recon-
noiffance la voix inftructive &
charitable de ces Citoyens également zèlés à découvrir le danger
& à en trouver le reméde *, &

* Les foins également empreffés & éclairés que Madame Dupin, femme du Fermier

qu'ils fe conforment à l'exemple
glorieux & mémorable d'une
grande nation, qui fur cette matiere a oublié fon intérêt, pour
ne confulter que l'humanité.

On paroîtroit fondé à juger
plus favorablement des préparations médicinales de cuivre. Les
Auteurs qui leur ont donné des
éloges, en fixent des dofes très-
petites, & ont foin de les prefcrire avec une finguliere circonfpection. Il faut mettre d'ailleurs
une grande différence entre un
reméde actif, adminiftré fagement & feulement dans quelque
circonftance particuliere d'une

Général, a pris pour remplir ce double objet
d'utilité publique, méritent bien que j'en faffe
ici une mention honorable. M. le Baron
Scheffer, l'aîné, qui en a été le témoin affidu
pendant fon miniftère auprès de notre Cour,
a porté en Suéde les premieres lumieres qui
ont déterminé le parti courageux du Gouver-
nement fur ce fujet.

maladie

maladie rebelle ou désespérée, &
un métal nuisible avalé tous les
jours avec les aliments, dans l'état
de santé, & à des doses ordinairement considérables ou du moins
incertaines. On sçait que les
poisons les plus violents peuvent
quelquefois être convertis par des
mains habiles en remédes salutaires. Mais en général on ne
doit point aisément ajouter foi
aux vertus que la prévention &
l'enthousiasme ont souvent accor-
dées trop légèrement à certaines
préparations métalliques. C'est
aussi avec juste raison que M.
Baron, notre Confrere, dans ses
sçavantes remarques sur la Chymie de *Lemery*, inspire de la
méfiance pour les qualités attri-
buées à l'esprit de Vénus, &
avertit que ce reméde n'est point
sans danger, à cause des parti-

cules de cuivre dont il eft chargé.
Le jugement défavantageux que
porte *Cartheufer* fur la teinture
de Vénus d'*Helvétius*, paroît également fondé, parce qu'il eft
évident qu'elle contient des molécules cuivreufes & vitrioliques.
Cependant MM. *Helvétius*, pere
& fils, & M. *de Dieft*, leur pa-
rent, l'ont affez fouvent employée utilement dans le rachitis
des enfants, & dans quelques
autres cas. Le grand *Boerhaave*
guérit heureufement une hydro-
pifie avec une teinture de cuivre
alkaline, & par conféquent femblable à celle dont nous venons
de parler. On en a imaginé &
mis en ufage plufieurs autres de
la même nature. On pourroit
fort bien ne pas donner une exclu-
fion totale à ces compofitions, fi
l'on étoit fûr qu'elles fuffent tou-

jours ordonnées & administrées par des Médecins aussi prudents & aussi éclairés que ceux que j'ai cités.

Ne soyons point assez injustes pour traiter avec la même sévérité l'*Ens Veneris*, & le Lilium. Le premier, si fort vanté par *Boyle* son inventeur, & par plusieurs Médecins, est un vrai sel ammoniac sublimé, non décomposé, & jauni seulement par une impression très-légère de la chaux du Colcothar de Chypre. Sa principale efficacité est due évidemment au sel incisif & pénétrant qui en est la base. La très-petite quantité de chaux métallique qui y est jointe, lui donne quelque dégré d'activité de plus, impose la nécessité d'en user avec plus de ménagement & de sagesse, mais ne doit

point le faire bannir de la pratique de la Médecine. Quant au
Lilium , il est aujourd'hui bien
démontré , que c'est la teinture
d'un alkali fixe rendu plus piquant & plus caustique par le
régule des métaux calciné &
réduit en chaux ; qu'il n'y a presque rien de métallique dans ce
reméde ; que c'est un stimulant,
un cordial fort animé & un secours admirable dans bien des
cas ; mais que sa vivacité exige
toujours du sçavoir & de la prudence de la part de celui qui l'ordonne. Cette explication étoit
nécessaire pour fixer d'une maniére plus précise & moins rigou-
reuse , dans quel sens j'ai exclus
plus haut l'usage interne des
compositions de cuivre.

Quant au plomb, toute réflexion faite , on ne peut guéres

fans imprudence, prefcrire intérieurement aucune de fes préparations. Ce métal réduit en vapeur, ou diffout par quelque
moyen que ce foit, eft un des
plus grands ennemis de la ftru-
cture organique, tant végétale
qu'animale. Quand même il n'y
auroit point à craindre la matiére
arfénicale qui y eft fi fouvent
mêlée, ou le caractere falin-vitrio-
lique & ftyptique que peuvent
lui imprimer certains acides; il
faudroit toujours en redouter le
poids exceffif & la ténacité pour
la délicateffe de notre tiffu fi-
breux & vafculaire. Il paroit également abfurde & pernicieux de
faire avaler de la Cérufe, fous
quelque forme que ce foit, comme le pratiquent les Chinois. Elle
doit être regardée comme un poifon, de même que le Plomb pul-

B b iij

vérifé ou brûlé, la Lytharge & le Minium. Le Vinaigre, l'efprit & le fel de Saturne, font auffi des préparations très-fufpectes & très-dangereufes, qu'il faut abfolument profcrire de l'ufage interne, comme capables de produire des naufées, des vomiffemens, des coliques & des paralyfies. Ce font des aftringents violents propres à coaguler les liqueurs, à froncer les vaiffeaux, à émouffer le fentiment, à étouffer la circulation & à éteindre les mouvements les plus effentiels à la fanté & à la vie. M. *Baron* a remarqué, avec une franchife louable, tous ces inconvénients & ces dangers, dans fes notes fur *Lemery*. M. *Malouin*, notre Confrere & Médecin de la Reine, dans l'ouvrage très-utile qu'il nous a donné fous le titre de *Chymie Médici-*

nale, fait cette observation judi-
cieuse : *En réfléchissant*, dit-il,
*sur l'usage intérieur que les Chi-
nois font du Plomb, on est porté
à croire que ces peuples sont diffé-
remment construits ou tempérés, que
ne le font les Européens, ou que
leur plomb diffère du nôtre.* * Ajoutons à tout ceci que les indications auxquelles on se propose
de satisfaire par ces préparations
de Saturne, peuvent être remplies avec autant d'efficacité &

---

* L'Auteur du premier ouvrage de Chymie,
bien écrit & bien raisonné, qui ait paru dans
notre langue, c'est-à-dire M. *de Senac*, premier Médecin du Roi, dit formellement, que
d'après les observations exactes, le sucre de
Saturne doit être regardé comme un poison,
plutôt que comme un reméde. *Cartheuser* traite
avec mépris les Médecins qui employent la
teinture Anti-phtysique, & la renvoye à la
classe des poisons Styptiques. *Boerhaave* con-
damne avec force l'usage interne de toutes
les préparations de plomb, & décrit très-
énergiquement leurs malheureux effets.

plus de sûreté par d'autres moyens. Tout se réunit donc pour ne permettre tout au plus que l'usage intérieur des balles de plomb, auxquelles quelques Médecins ont recours dans le Miserere.

Mais si ce métal pris intérieurement, est si fort contraire à l'œconomie animale, il lui est infiniment favorable appliqué au-dehors dans un grand nombre de cas, & c'est avec raison qu'il est considéré comme un des pilliers de la Chirurgie. S'agit-il de comprimer sûrement, & sans porter aucune irritation importune; de dessécher, d'absorber, de cicatriser, de réprimer des chairs fongueuses; d'émousser des sucs âcres & corrosifs, de rabbatre les oscillations trop violentes des artères, d'appaiser les ébranlements irréguliers des filets nerveux; enfin de rafraîchir, de répercuter, de froncer & de resserrer très-sensiblement : on satisfera aisément & fort heureusement à toutes ces vûes, par les différentes préparations de plomb, si elles sont appliquées avec discernement & circonspection. Il faut surtout être attentif à ne pas occasionner un reflux souvent meurtrier des humeurs nuisibles, dont l'éruption extérieure ou l'évacuation est toujours importante pour la santé ; ou à ne pas causer la gangrêne de la partie affectée, en interceptant la circulation *.

* On doit se garder d'introduire du plomb dans l'intérieur du corps par la voie des frictions, comme faisoit le Charlatan dont parle M. *Malouin*, avec sa pomade où entroit le Minium. *Boerhaave* remarque que l'usage habituel du Vinaigre ou de la liqueur de Saturne, comme cosmétique, c'est-à-dire, pour blanchir le visage, a souvent causé une phtysie mortelle : le blanc de Cérufe est donc suspect.

J'aurois pû donner une plus grande étendue à l'avis intéreſſant & détaillé que je viens de répéter avec ſi juſte raiſon ſur l'uſage des préparations de Cuivre & de Plomb. Mais tout ce que j'ai expoſé, eſt aſſez ſolide & aſſez concluant, pour le motiver convenablement.

Vérités pratiques qui ſuivent de la méthode employée heureuſement contre la Colique métallique.

POUR ne pas terminer cette premiere partie de mon Ouvrage, ſans me rapprocher un peu plus de mon ſujet, j'obſerverai qu'il ſuit évidemment de la guériſon du mal cruel que j'ai traité, deux vérités d'une importance infinie dans la pratique. C'eſt en premier lieu, que l'atrocité des douleurs, dans quelque organe que ce ſoit, & même dans l'eſtomac & dans les inteſtins, ne doit point exclure, & exige au contraire l'uſage des Emétiques & des purgatifs vifs ; lorfqu'il eft bien prouvé qu'elles font le funefte effet d'une caufe matérielle trop abondante, trop tenace & trop rebelle pour céder aux délayants, aux ano-dyns, aux laxatifs & evacuants d'un ordre moins actif & moins puiffant. Le fecond axiome de pratique que la même hiftoire fournit ou du moins confirme, eft tout auffi effentiel. Il a pour objet l'état convulfif ou fpafmo-dique, dont la violence exceffive & l'univerfalité ne doivent jamais empêcher, & indiquent néceffai-rement le fecours de ces mêmes vomitifs, purgatifs, ou autres évacuants animés ; quand la ma-tiere qui lui a donné naiffance, & qui l'entretient, n'a pû être domptée par aucun anti-fpafmo-dique, ni ébranlée par aucun autre moyen, & qu'il eſt démontré que pour vaincre ſa réſiſtance & la déraciner, on a beſoin du levier le plus fort. Mais pour bien démêler la diverſité des cauſes, pour y oppoſer des armes convenables & pour varier ſa manœuvre à propos; il faut un eſprit inſtruit méthodiquement des principes de ſon art, des yeux accoutumés par la théorie & par l'uſage à bien voir, & des mains prudentes & exercées à manier toutes les reſſources de la matiere médicale.

Fin de la premiere Partie.

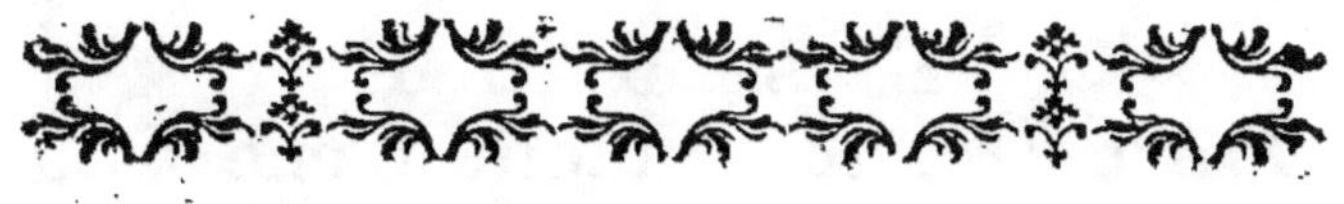

TABLE

DES

SOMMAIRES.

LIVRE PREMIER.

Histoire d'une Colique de Poitou ou des Peintres, *occasionnée par le bois de treillage peint en verd.*

Suite

DES SOMMAIRES.

I. Partie.   C c

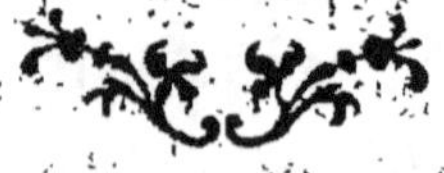

LIVRE SECOND.

Réflexions sur l'histoire précédente.

TABLE DES SOMMAIRES.

Fin de la Table.

APPROBATION.

J'AI lu par ordre de Monseigneur le Chancelier, un Manuscrit intitulé *Observations & Réflexions sur la Colique de Poitou ou des Peintres*, &c. Premiere partie. *Contenant l'histoire & l'explication d'une Colique métallique singuliere*; par M. COMBALUSIER, Docteur-Régent de la Faculté de Médecine de Paris: & je pense que l'importance de la matiere, & la maniere instructive & intéressante dont elle est traitée, rendent cet ouvrage très-digne de l'impression. A Paris, ce 8 Janvier 1761.

MACQUER.

Approbation de Messieurs les Docteurs-Régents de la Faculté de Paris.

NOUS soussignés, Docteurs Régents de la Faculté de Médecine en l'Université de Paris, commis par elle pour examiner un Manuscrit de Monsieur

COMBALUSIER, notre Confrere, qui a pour titre *Obſervations & Réflexions ſur la Colique de Poitou ou des Peintres, &c. Premiere partie. Contenant l'hiſtoire & l'explication d'une Colique métallique ſinguliere :* Avons jugé que la maladie, dont il eſt traité dans cet Ecrit, exigeoit un examen auſſi détaillé & auſſi approfondi que celui-ci, pour en aſſigner la vraie cauſe, en fixer le diagnoſtic, & en preſcrire la curation, par la méthode la plus ſure ; que par conſéquent, rien ne pouvoit être plus utile que la publication de cet Ouvrage. Fait à Paris, ce 11 Janvier 1761.

FALCONET, BOYER, DUSSANS.

Vû l'Approbation de MM. Falconet, Boyer & Duſſans : je conſens pour la Faculté, que le Livre de M. COMBALUSIER ſoit imprimé ; ce 6 Mars 1761.

JEAN LE THIEULLIER, Doyen de la Faculté.

www.ingramcontent.com/pod-product-compliance
Lightning Source LLC
Chambersburg PA
CBHW071550030726
47593CB00001BA/97